手足を洗う

ハンセン病回復者と看護師

阿部春代
Abe Haruyo

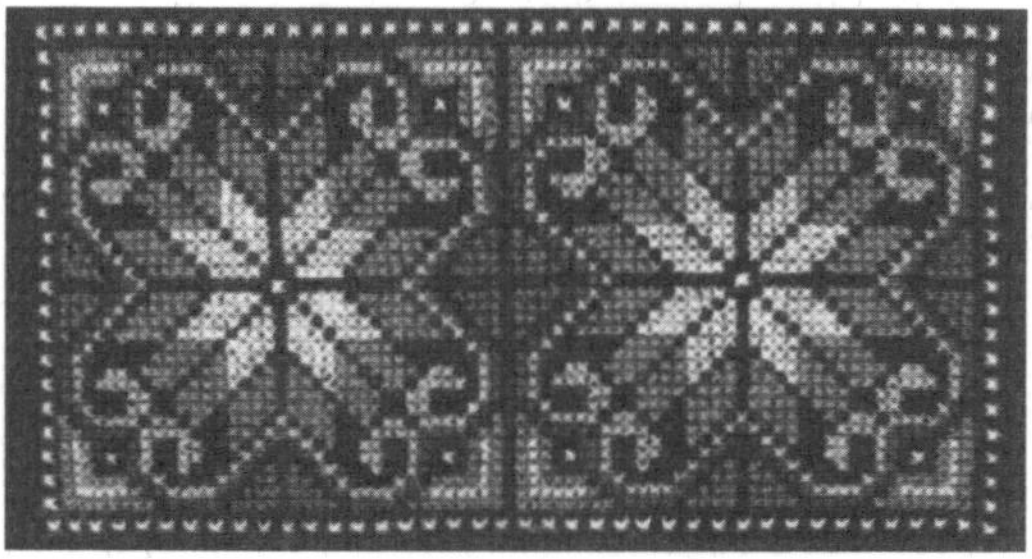

編集工房ノア

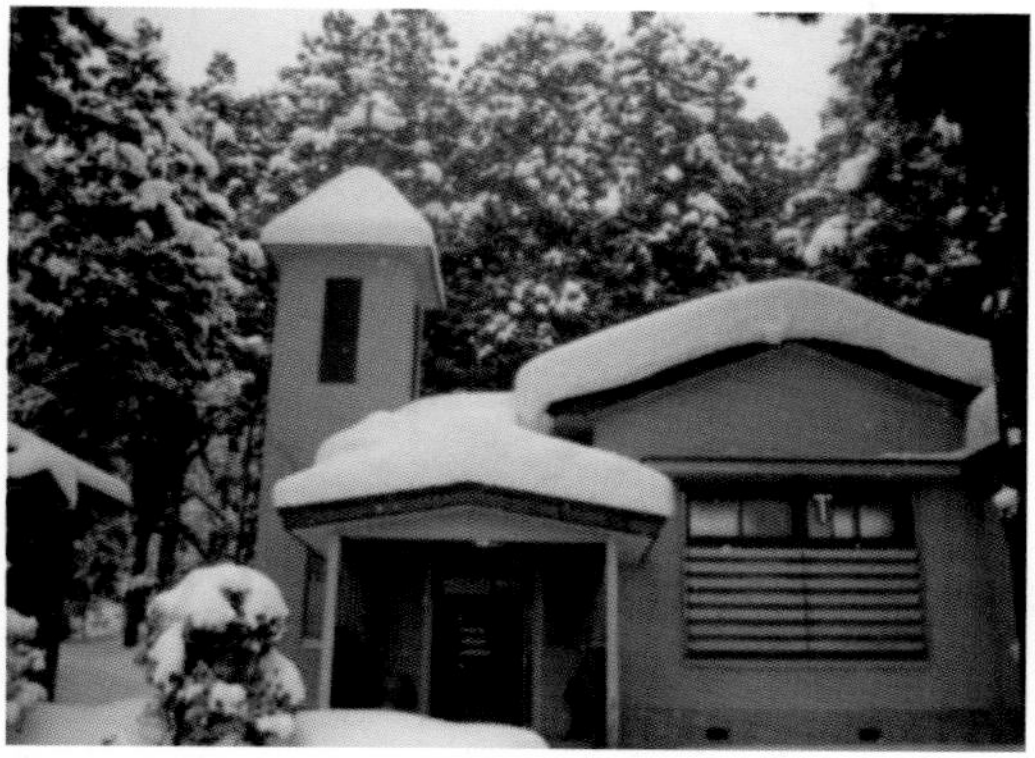

キリスト教松丘聖生会

１９７５年３月、初めてハンセン病回復者と出会った青森県の松丘保養園にあるキリスト教松丘聖生会（まつおかせいしょうかい）。（上）

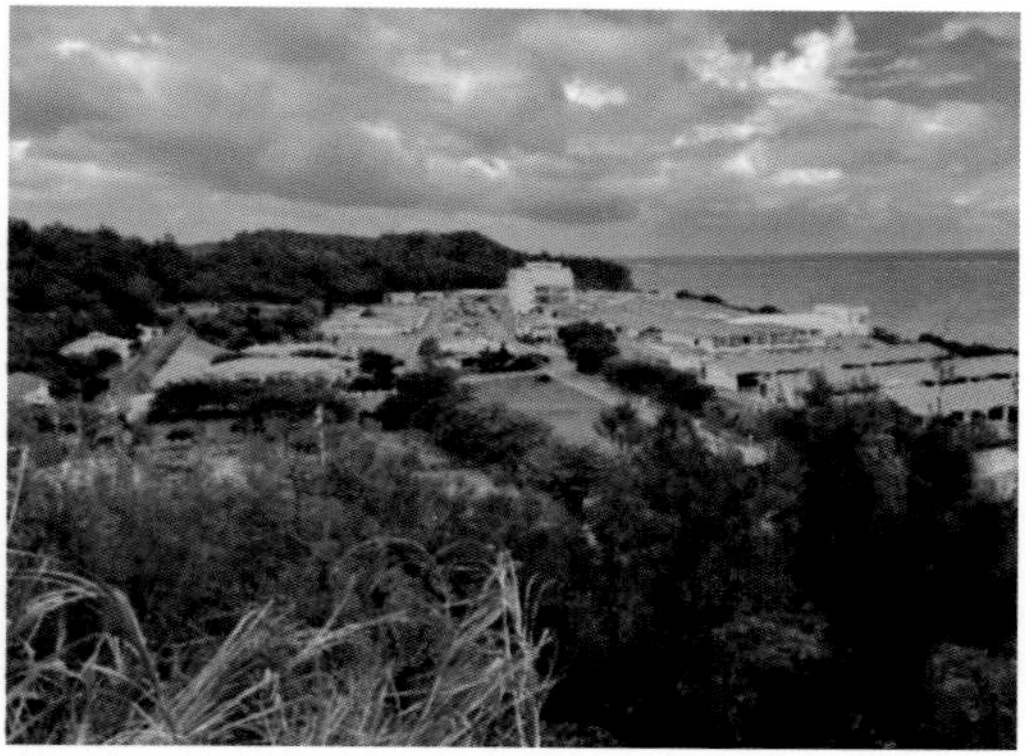

国立療養所宮古南静園

１９７７年開催の好善社のワークキャンプに参加。１９７８年より２年７ヵ月、好善社派遣看護師として勤務。（中）

２８年過ごした私の住居

三軒長屋の真ん中。ここを拠点に、タイ国東北部の回復者を訪問。（下）（スケッチは藤原偉作元理事長）

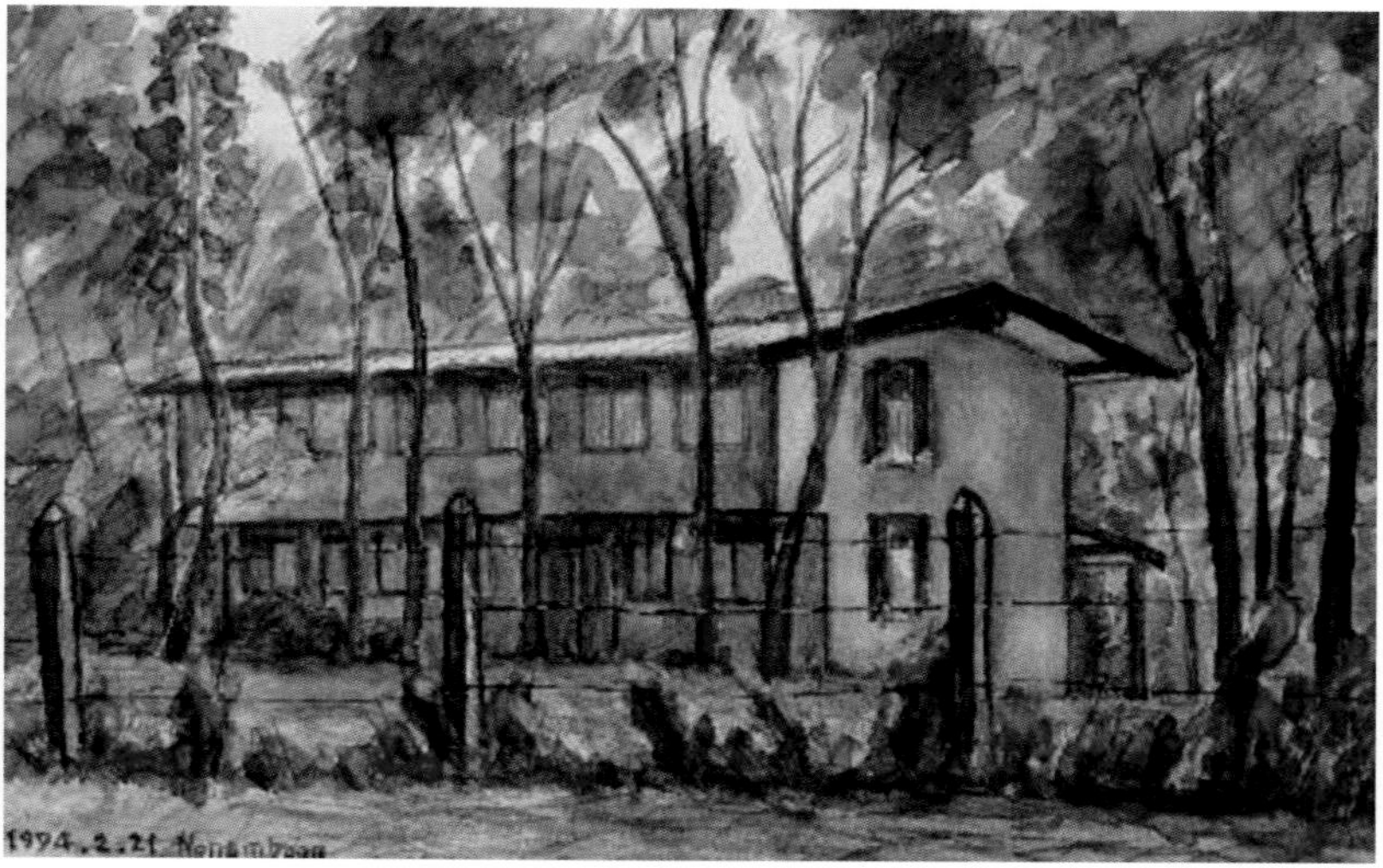

タイ国東北部の病院に派遣され、セルフケアクリニックに取り組む

（1991～2019）

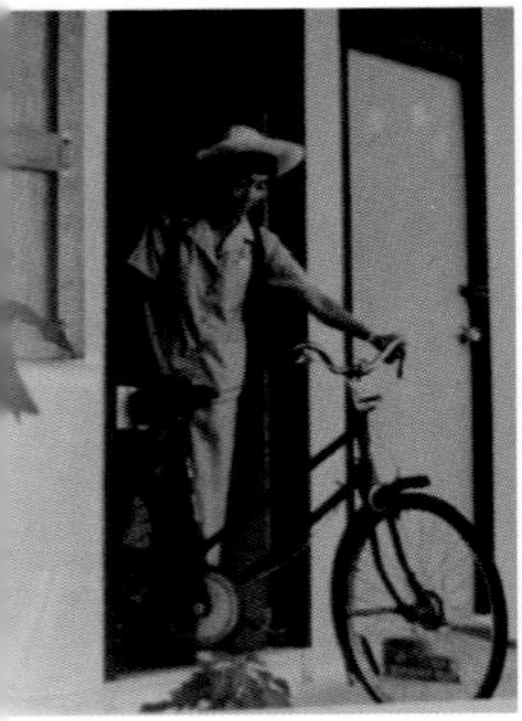

自転車に乗って

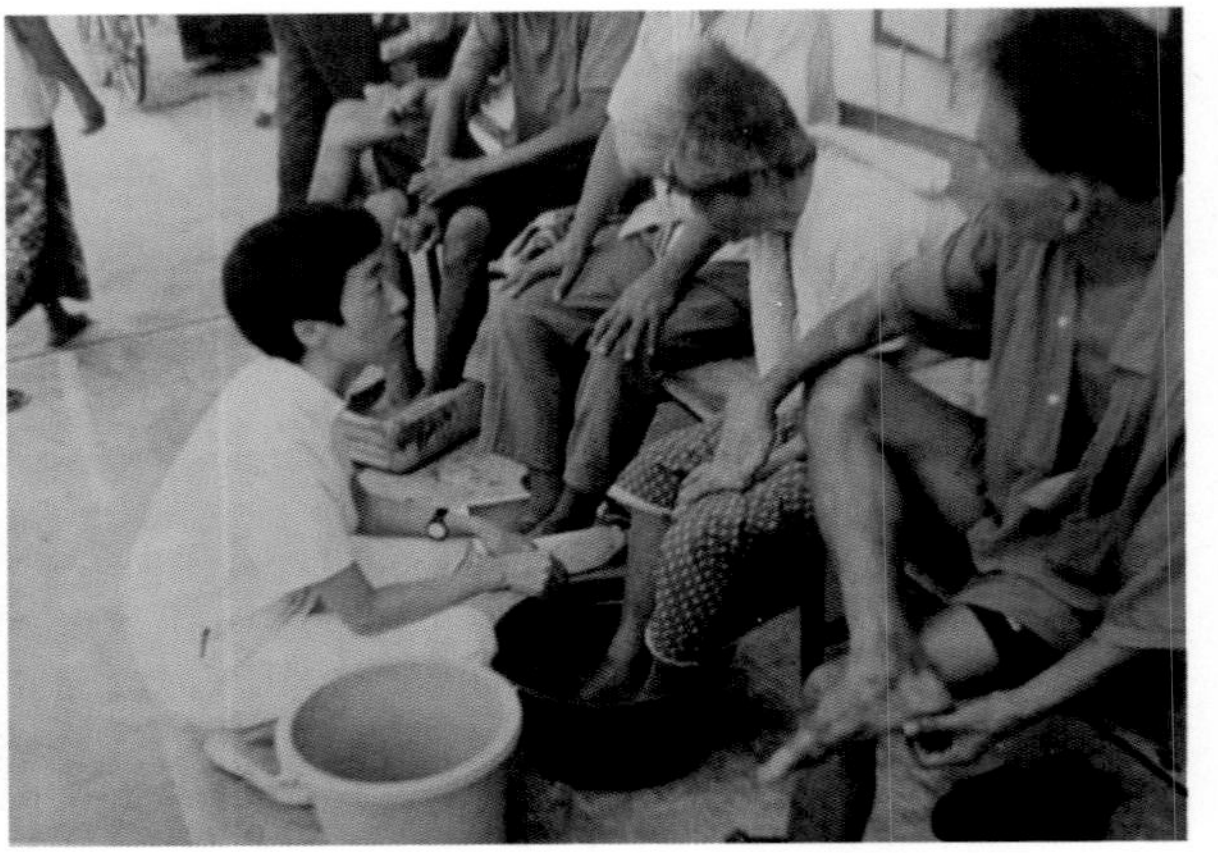

1991 年　ノンソンブーン療養所で

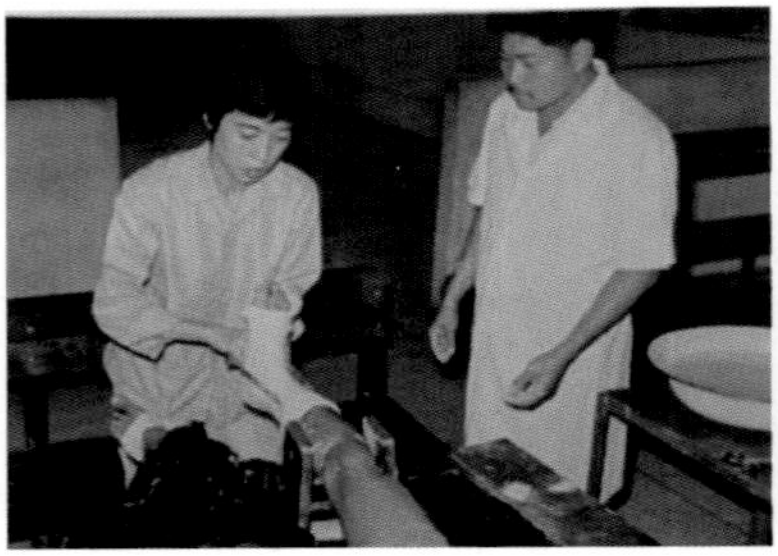

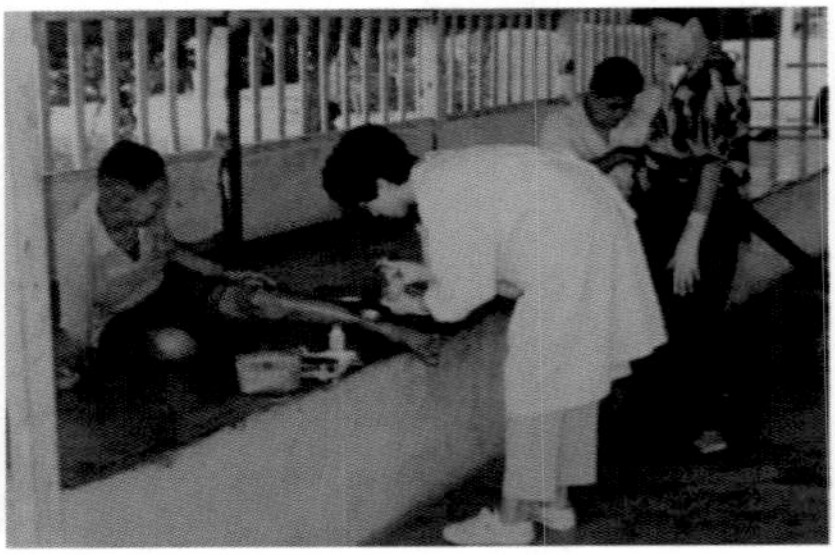

1991 年　ノンソンブーン療養所で

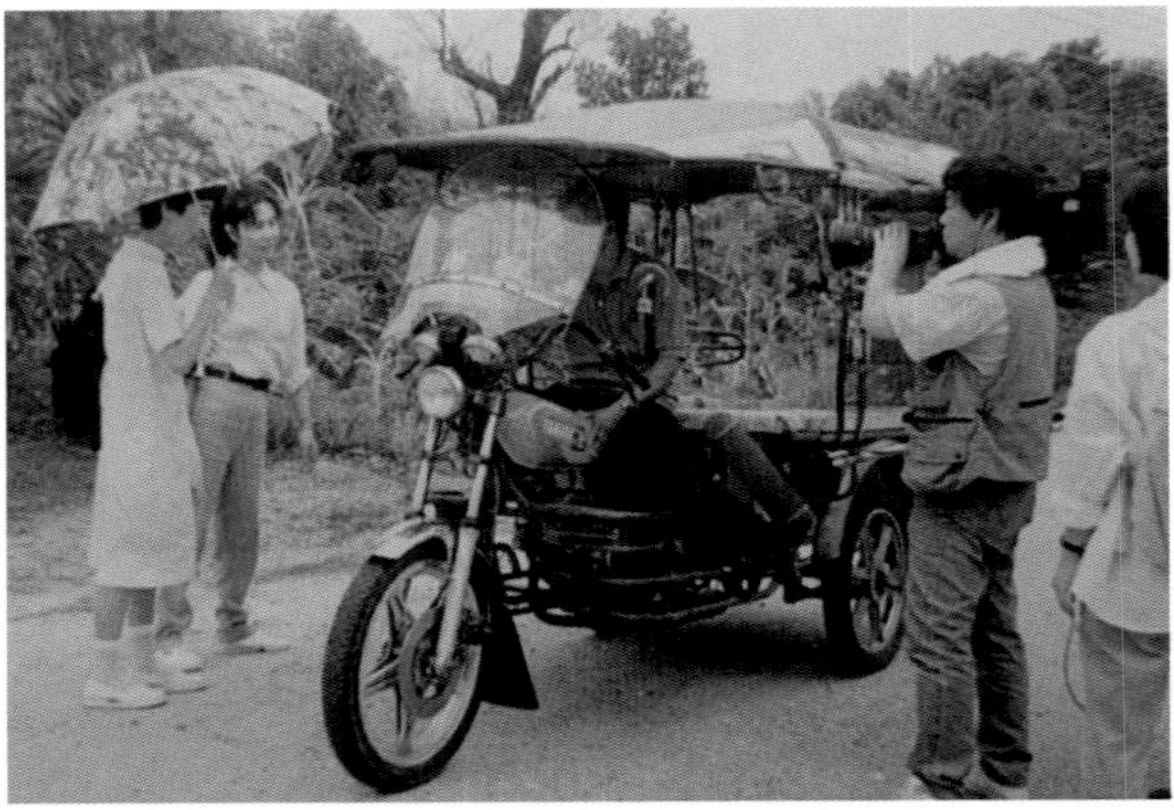

1995 年、共同テレビの取材を受ける。6 月 23 日、フジテレビで放映
「看護婦最前線７」リポーターの俳優・名取裕子さん（左から２番目）

第１４回タイ国青少年ワークキャンプ　回復者村で育った青少年にハンセン病の正しい理解の促しと村のリーダー育成（左：２０１８年）
チャンタミット社と好善社の交流キャンプ４回目（右：２００１年）

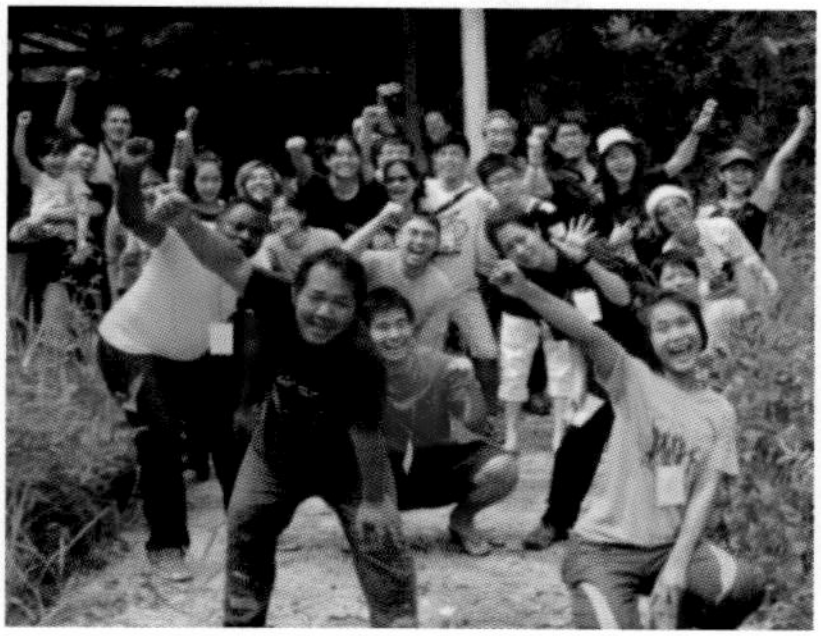

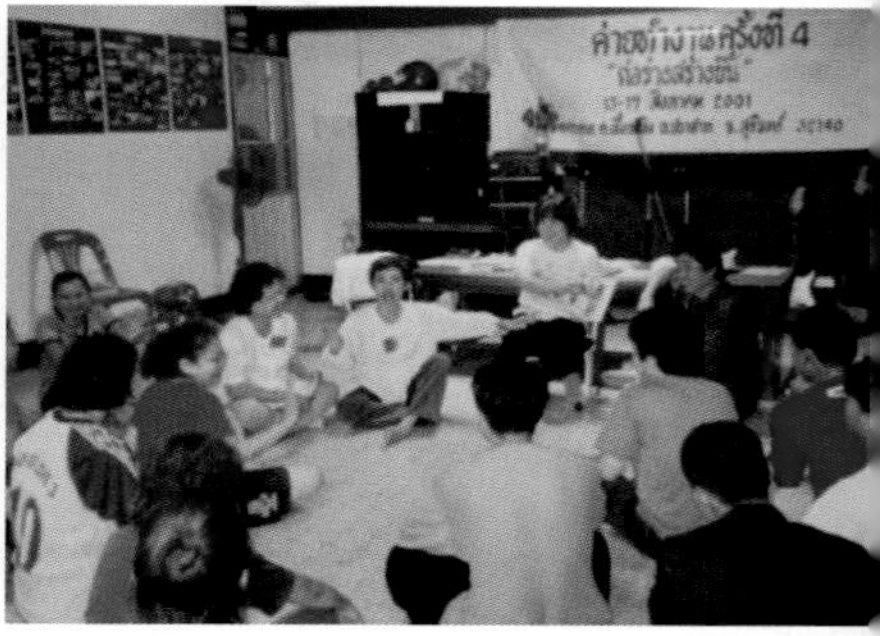

「ハンセン病を正しく理解する講演会」（関東地区）で講演
2022 年６月 25 日「タイ国に長期滞在をゆるされて」 於：千葉教会

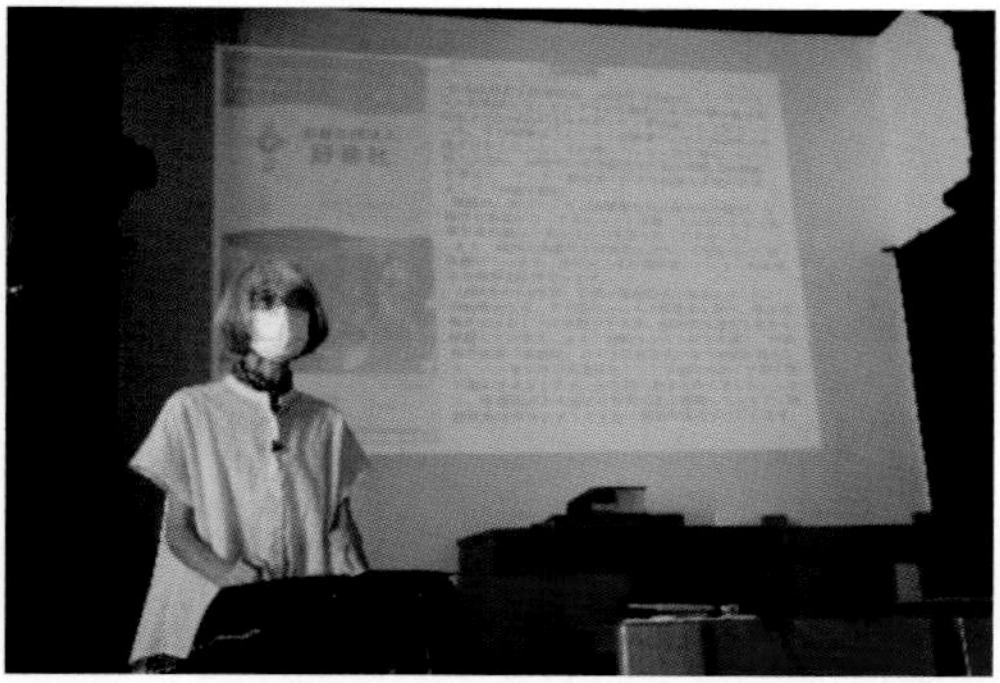

受　賞　「タイ国のハンセン病とエイズ医療基金から」 2002 年（左下）
「読売新聞社第２９回医療功労賞」2011 年（下）

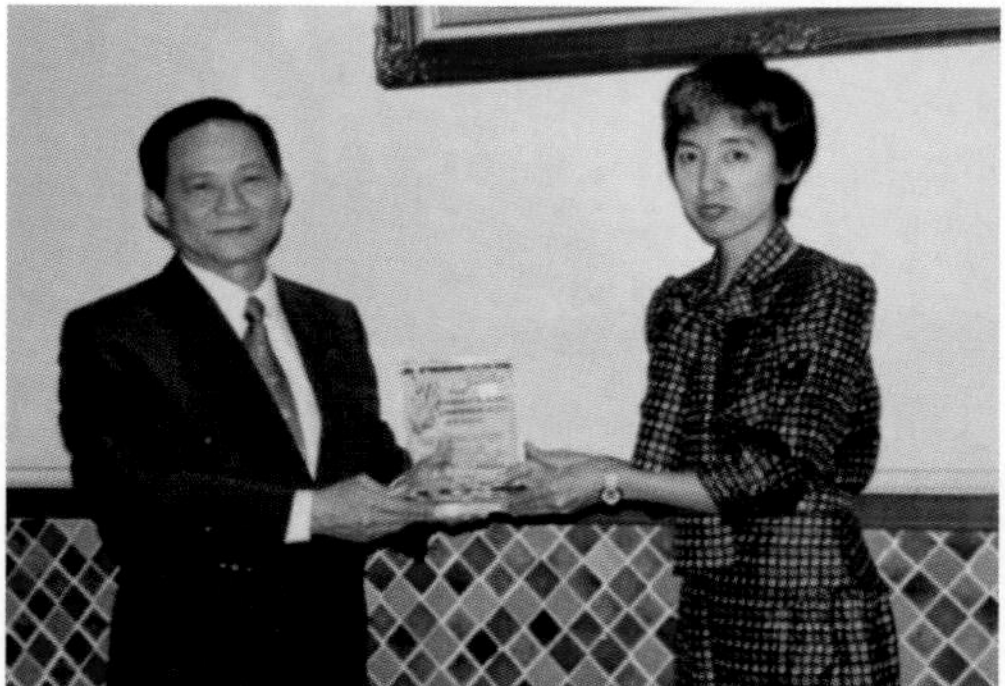

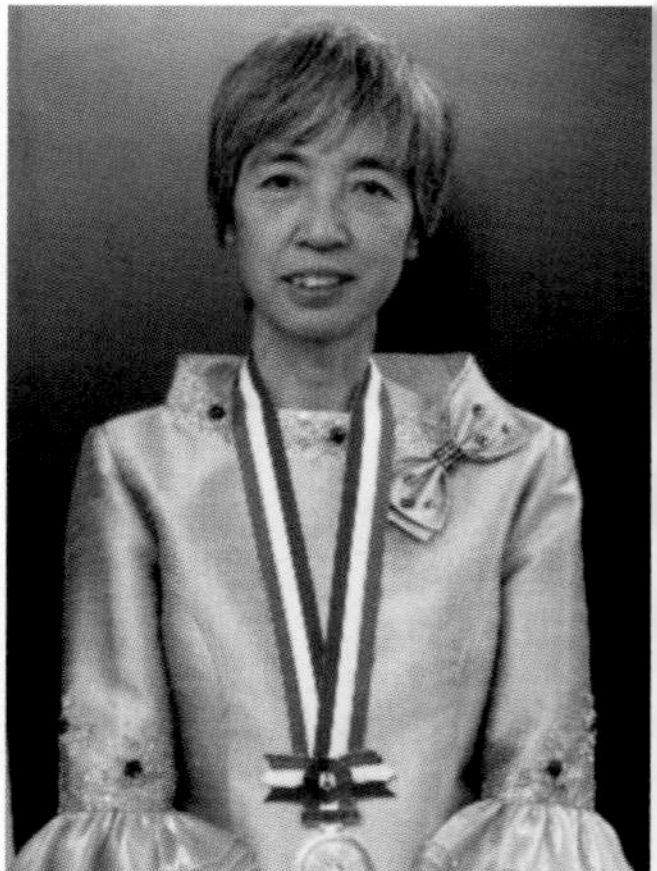

タイ東北部巡回診察

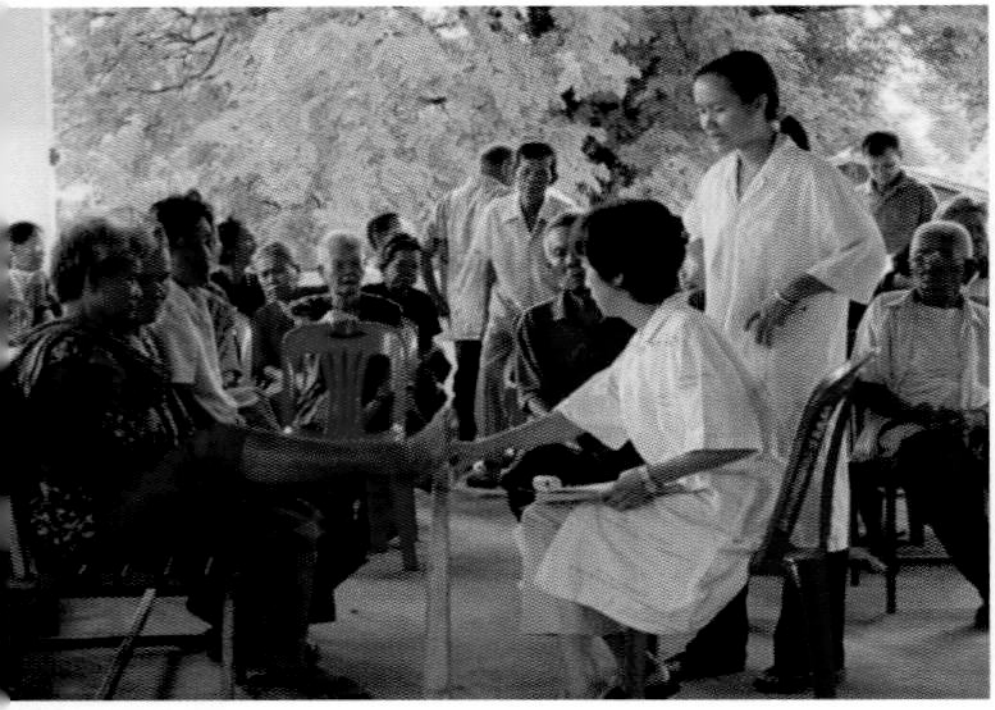

自宅へ訪ねて高齢者ケア
２０１０年から始める

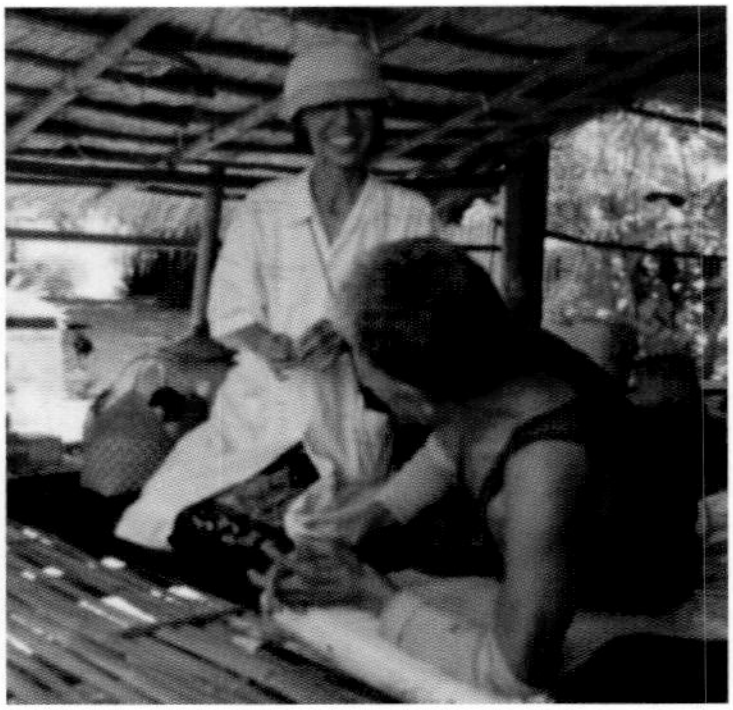

手漕ぎ車椅子で通う回復者

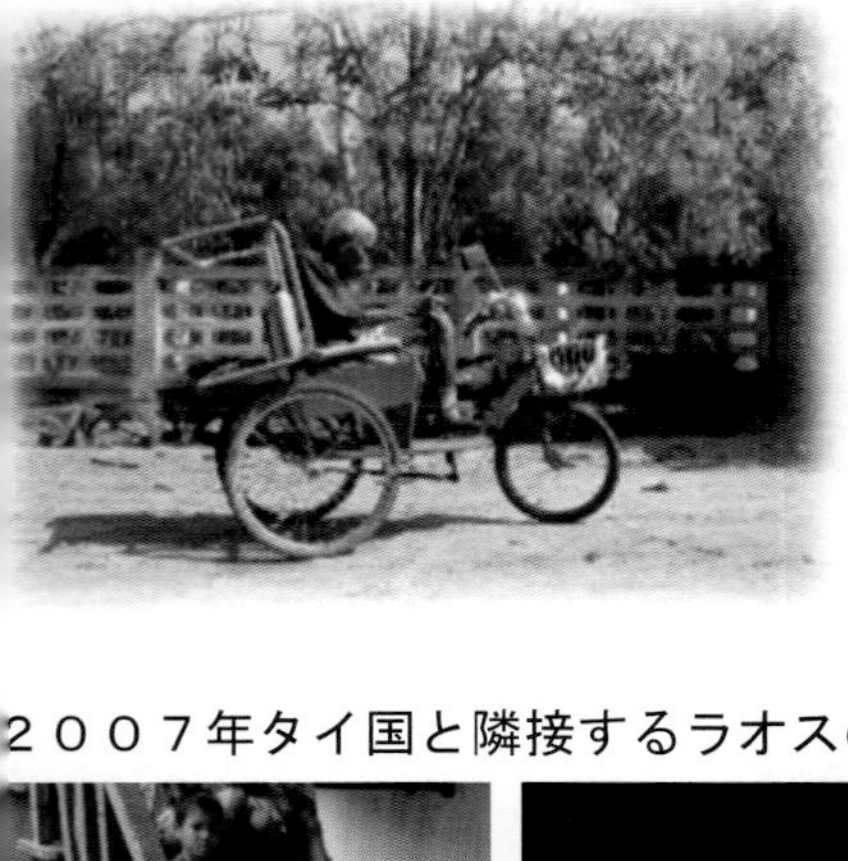

北部の回復者村を訪問

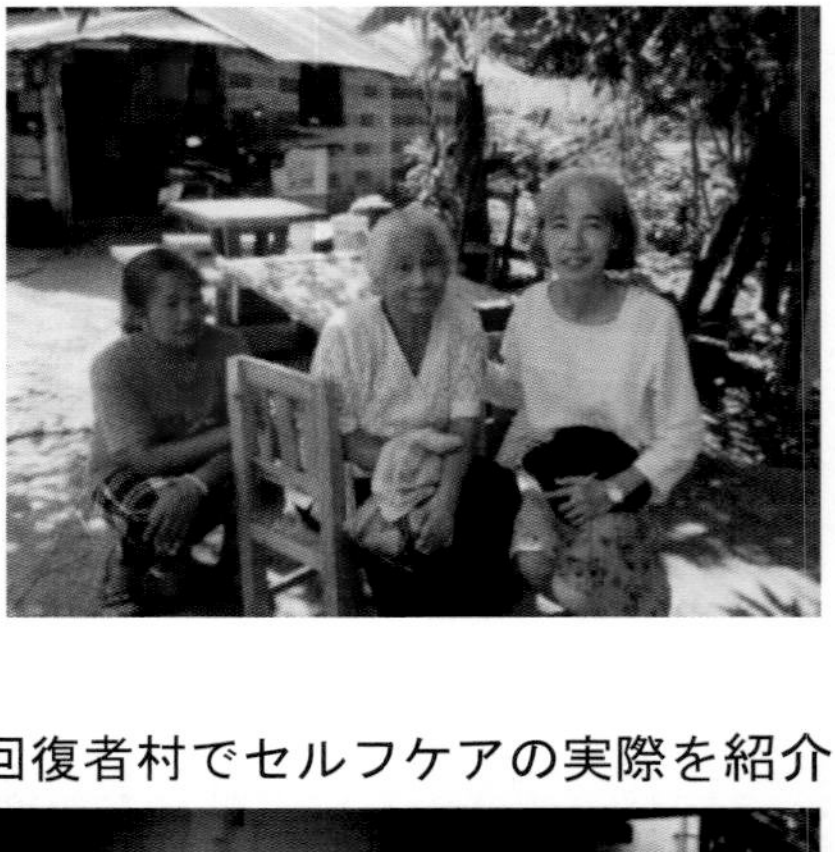

２００７年タイ国と隣接するラオスの回復者村でセルフケアの実際を紹介

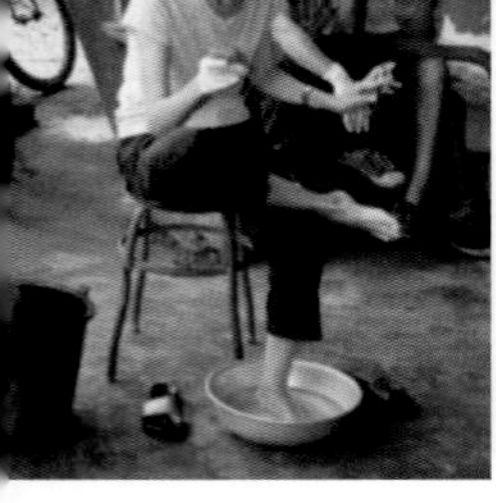

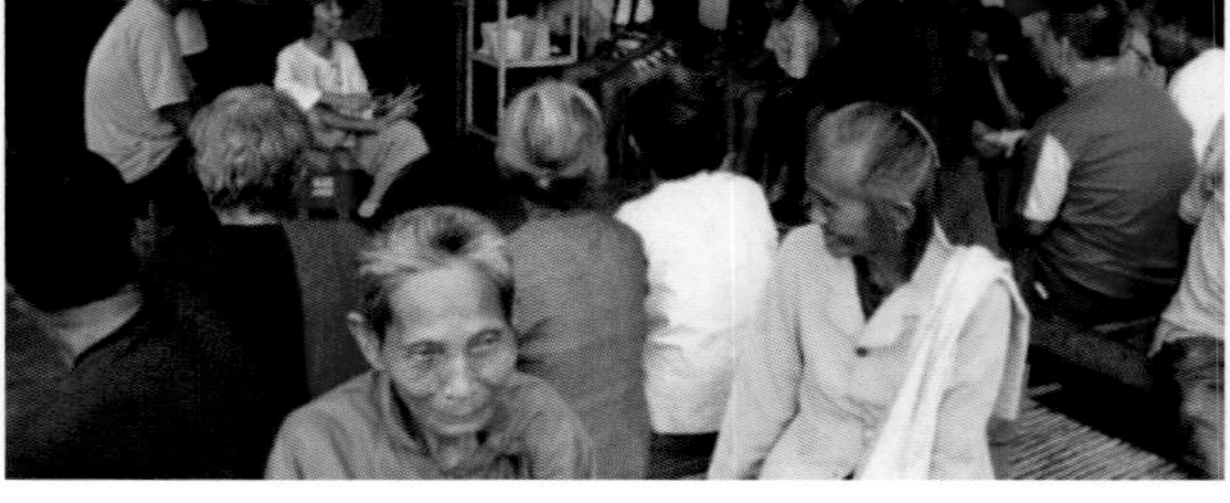

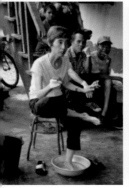

手足を洗う——ハンセン病回復者と看護師

はじめに

私がハンセン病を身近に感じたのは、岩手県盛岡市の看護学校で学んでいた二年生の時です。入学後に通いはじめた教会の牧師に誘われ、青年会の一員として、国立療養所松丘保養園を訪問したのが〝はじまり〟でした。

はじめて松丘保養園を訪問したときに感じた二つの驚きを、私は今でも鮮明に思い出すことができます。

ひとつは、自分のすぐ近くにハンセン病療養所があることを知らなかったという驚きです。看護学生という立場でありながら、今までこの療養所の存在を知らなかったということに、びっくりしたのを覚えています。

もうひとつは、療養所内にある教会の集会で出会った、入所者の賛美する姿でした。目の前にいる入所者は、生き生きと賛美し、笑顔に満ちあふれていました。入所者の顔や手には、ハンセン病による後遺症があります。しかし、それは彼らの体全体から溢れる喜びと感謝にかき消され、まったくその存在を感じさせないほどでした。この方たちのこの賛美は、一体どこから来るのだろうと、不思議に思ったものです。

振り返ると、看護師としてのハンセン病への関りは、この時が〝はじまり〟だったように思います。

本書では、私が看護師として過ごした四十七年の歩みを綴っています。とりわけ大きく影響を受けた、ハンセン病の後遺症を抱えて生きる人たちとの出会いを中心に、宮古島（沖縄県）やタイ国での活動、私が看護を通して得てきたことや、信仰を通して受けたことについて、まとめています。

幼い頃から、私は人前で話すことを控えるべきとの思いで育ち、自己表現が苦手でした。これまで大きな決断をしたことがなく、夢や目標を探すこともしなかったのに、今の私は、少女の時にぼんやりと「こうなればいいな」と願っていた状態に近い形で生きることができています。これは、「出会い」により私の生きる道がその都度示され、誰かの手でつないでいただき、それがつながり続けたからこそだと思っています。これまで私を温かく見守ってくださった、公益社団法人好善社《こうぜんしゃ》の療養所内における全国学生社会人ワークキャンプ関係者、キャンパーたちをはじめとする社員の方々、何より、ハンセン病の後遺症を抱えて生きる方たちに感謝いたしております。

私のしてきたことは、何も特別なことではありません。私は今でも、私の中にある〝まとめられていないもの〟を数多く持ち、常にそれを抱えて歩いています。まだまだ自分に見えること、考えられることは極《ご》く小さな一部でしかないことに気づかされていますが、だからこそ、私は「看護師」を続けることができたと思っています。

本書を手に取ってくださった方の中には、自分の生きる道や在り方、将来に迷いを持っておられる人もいるかもしれません。そういう方たちにこそ、私は知ってほしいと思っています。

ハンセン病を患い、日本の強制隔離の療養所で人生を送らざるをえなかった人たちがおられるということ。理不尽に人生を変えられた人たちが、どのような環境で、どんな風に生きて来られたのか、ということを。

私は、「自分が見て、聞いて、知ったことを伝えていかなければ」と感じています。この混沌とした時代だからこそ、私が伝えることをみなさんに知っていただき、また、みなさんから他の方につないでいただけたら、これほど嬉しいことはありません。

何より、本書を手に取ってくださった方が、他者と向き合う中で素晴らしいつながりを得て、その輪が大きく広がっていくことを心から願っています。

「手足を洗う」　目次

第二章　タイ国への道のり

第四章　村の高齢者を自宅に訪ねて十数年

第五章　チャンタミット社の若いワーカーたちとの協働

第六章　備えられた出会い

エピローグ

装幀　森本良成

（カバー図案＝ラオス・ステッチ刺繍）

プロローグ

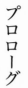

私の人生の基盤となっているものは、看護師という仕事、公益社団法人好善社《こうぜんしゃ》（以降、好善社と表記）の存在とその事業、そしてハンセン病です。

看護師としてどのような仕事をしてきたのかは、本文で詳しくお伝えしていますが、本書を手に取っていただいた方に、好善社とハンセン病についても知っていただきたいと考え、このプロローグを用意しました。

ぜひ最後まで目を通してくださり、好善社とハンセン病の「今」について、知っていただければと思います。

公益社団法人　好善社について

アメリカ長老派教会外国伝道局から派遣された宣教師ケイト・M・ヤングマンは、

「キリストの精神を社会的に実践する」ことを課題とした団体の設立を目指し、活動をはじめました。彼女が開校した現在の女子学院の前身校の一つに在籍していた学生に呼び掛けたところ、十名の教え子がそれに応じ、彼女たちとともに発足したのが、「好善社」です。

発足当初は、キリスト教伝道と奉仕が活動の中心でしたが、一八九一年、ひとりのハンセン病患者（女性）と出会ったことがきっかけとなり、以降はハンセン病患者に対する医療や伝道に注力するようになりました。そして、一八九四年、英国のＴＬＭ（The Leprosy Mission「ハンセン病ミッション」）という団体から資金援助を受け、東京・目黒（現東京都目黒区）にハンセン病施設「慰廃園」を設立します。

当初の入所者は十三名でしたが、北里柴三郎氏（近代日本医学の父として知られる微生物学者であり教育者）の働きかけを受け、一八九九年私立病院化します。一九〇五年には社団法人認可を得ますが、一九四二年八月、太平洋戦争の影響により、解散を余儀なくされました。「慰廃園」としての運営期間は四十八年に及び、患者の総収容者数は四、一五九名であったと記録されています。

一九四五年、敗戦と同時に好善社は国立ハンセン病療養所に対するキリスト教伝道と一般社会への啓発活動を主軸とし、活動を再開します。以降、全国のハンセン病療養所内への教会堂建設事業（九教会の会堂を建築）、入所者を対象とした長島聖書学舎の設立と運営などに携わってきました。

一九六三年、長島愛生園にて、ハンセン病療養所内における「全国学生社会人キリスト者ワークキャンプ」を初めて開催しました。このワークキャンプは、全国の療養所入所者同士、療養所内外の教会同士、入所者とキャンパー、そして社会をつなぐ結果をもたらしました。その後、ワークキャンプは毎年療養所にて開催され、一九九八年までに六十回を実施、そこで終了しています。

そして一九八二年からタイ国に関わり、姉妹団体であるチャンタミット社との相互交流を図るために、タイ国のハンセン病施設においてワークキャンプを四回実施しました。それが「タイ国青少年ワークキャンプ」に発展し、現在もタイ国での開催が実現しています。

その他、社員による全国のハンセン病療養所訪問、療養所教会への牧師派遣、ハンセン病を正しく理解する講演会、タイ国内でのワークキャンプに参加、リユニオン（ワークキャンプに参加したキャンパーたちの集い）、タイ国へのスタッフ派遣などの活動にも力を入れてきました。

また、「ハンセン病問題の今に関わる」ことを目的とし、「特別法廷」「元患者家族の国家賠償請求訴訟」など未解決だった課題や、「療養所の将来構想」実現に向けた支援などにも尽力しています。

「らい予防法」の廃止以降、ハンセン病問題解決に向け、徐々にではありますが、法的整備が進んでいます。しかし、いまだ社会に残る差別や偏見の十分な解消には至っていません。

そこで好善社は、次のような事業に取り組み、国内とタイ国のハンセン病問題解決のために働き続けています。

・国内十三カ所にある国立療養所への訪問および交流活動の継続。
・ハンセン病に対する偏見や差別を解消するための講演会実施、出版など。
・ハンセン病回復者や国立療養所入所者、その家族の尊厳の保障、名誉回復のための支援活動。
・ハンセン病問題の最終的な解決実現に向けての支援と啓発活動の継続。

・タイ国姉妹団体チャンタミット社への財政支援及び人的交流。

好善社は、これまでハンセン病回復者に寄り添いながら、キリストの精神を社会的に実践することを主旨として活動してきました。しかし、日本ではハンセン病回復者の高齢化が急速に進んでいる実情から、近い将来、ハンセン病そのものは「過去にあった疾病《しっぺい》」になるかもしれません。

ですが、ハンセン病の問題自体はまだ解決に至っていません。好善社の活動はこれからも時代の推移に合わせ形を変えながら、継続することになります。

また、世界に目を向けると、現在ハンセン病を治療中の人と、毎年新しく診断される人の数は決して少なくはありません（世界中で毎年二〇〇万人以上の新規症例が報告されています。WHOのホームページ「leprosy」から）。

そこに支援を必要とする人がいる限り、私たちの活動は終わりません。

私が好善社に入社した経緯

一九七五年八月の初回好善社ワークキャンプは、私に強いランナーズハイ（一時的な多幸感であり深い満足感）を与えてくれました。七日間一緒に過ごしたキャンパーたちと別れがたく、キャンプ終了後からのリユニオン*に参加したかったのですが、翌日から看護学校が始まることになっていたのでした。

リユニオンの会場となる八甲田の温泉までキャンパーたちと一緒に行き、深い渓谷を散歩したのですが、滝のように流れる渓流の強い音で、くたくたの心身が洗い流されるような爽快さを感じました。しかし、帰らないといけない時間が来てしまい、私は「後ろ髪を引かれる」思いで帰途につきました。

その月の下旬、ワークキャンプの感想文を提出しなければならなかったのですが、締め切り日までに間に合わないと思った私は、夜行列車に乗り、目黒の事務所に持参しました。何が私をここまで突き動かすのかわからず、自分でも不思議に思ったものです。

今思えば、私が初回に参加したこのワークキャンプは、参加者一人ひとりがいろいろな思いを乗り越えて作り上げた「協働」の場であり、私にとっての「良いつながり」を断ち切りたくないと思わせてくれた場だったのだろうと感じます。このワークキャンプがあったから、私は自然と行動が変わり、自分自身が無理なく変容できたと思います。

この後のワークキャンプ、リユニオンへの参加を通しても、キャンパーたちとの向き合い、聞き合い、話し合える、特にワークキャンプの感想文集を一緒に読み合う場が存在することは、私にとってとても魅力でした。人と人との関りの中でつながりが広がり、その中に自分の居場所があることを感じてきたのだと思います。

宮古島へ約三年派遣された中で、私はハンセン病の回復者たちとの関りを今後も続けようと決断し、宮古島の勤務を終えたあと、好善社への入社を希望しました。好善社活動は、ほとんどの人がワークキャンプを経験した人たち、あるいはそれに相当する回復者との関りを重ねて来られた人たちから成る〝ある群れ〟が作り上げてきたものであると、今も私は思っています。

そして、私もその群れのひとりとして、現在もつながっています。

ハンセン病の今

日本国内のハンセン病療養所において、入所者数は八一〇人、入所者の平均年齢は八七・九歳となっています（二〇二三年五月一日現在）。

ハンセン病の治療については、一九四三年アメリカで「プロミン」の有効性が確認され、日本でも一九四七年から使用され治るようになりました。いくつかの薬剤を組み合わせた多剤併用療法（ＭＤＴ）が用いられ、早期発見と、適切な治療を受けることができれば、ハンセン病は確実に治る病気になっています。

また、ハンセン病は感染症ではありますが、その感染力は非常に弱いものです。ハンセン病療養所で働いていた職員で、この病気に感染した人はいないことからもわかるように、ハンセン病の人との日常的な接触によって広がることはありません。それゆえ、患者を隔離する必要はなくなっています。

ハンセン病について

ハンセン病は、「らい菌」という細菌に感染することによって引き起こされる慢性の病気で、主に末梢神経と皮膚が侵されるために治療が遅れると手足や顔面などに変形などの後遺症を残すことがありました。人類はこの病気に長い間苦しめられてきましたが、公衆衛生の改善や良い治療薬の登場などにより、現在の日本では非常に希なものとなりましたし、もし感染しても皮膚科などへの外来通院で完治できる病気になりました。

ハンセン病が持つもう一つの側面は、様々な偏見や差別など、人権に関わる歴史を背負っていることです。これらは、私たち一人ひとりが向き合っていかなければならない大切な問題を提起しています。

(日本ハンセン病学会ホームページから抜粋＝一般むけ解説)

一八七三年、ノルウェーのアルマウェル・ハンセンにより「らい菌」が発見されたことから、近年になって、わが国ではハンセン病と呼ばれるようになりましたが、そもそもは『日本書紀』『今昔物語集』などにも「らい病」に関連する記述があり、古くから存在する疾病であることがわかっています。

ハンセン病患者はなぜ隔離されたのか

ハンセン病の解明が進んでいなかった時代、ハンセン病は「罰により罹る病気」「家系による遺伝病」であると認識されていました。見た目に変形が生じることもあり、罹患を隠すこともままならなかったため、家族によって家を追われたり、自身が家族に迷惑がかかるのを避けるべく、家を出て放浪するという実情が多かったのです。明治時代に入り、諸外国からハンセン病対策をしていないと非難された政府は、ハンセン病患者の救済措置として、一九〇七年「癩予防ニ関スル件」という法律を制定して全国の五カ所に府県立療養所を設立。この時点で政府は、「ハンセン病は感染症である」と判断し、放浪するハンセン病患者をそこに収容しました。その後一九三一年に、前の法律を改正した予防法が制定され、ハンセン病患者を絶対隔離状態にすることを国の方針としたのです。

この法律には、患者救済を図る目的もあったと言われていますが、結果的にはこのことが「ハンセン病＝感染する怖い病気」という偏見を助長させ、国民にその認識を定着させてしまいました。

この法律が制定されて以降、各県においては、ハンセン病患者を見つけ出し、強制的に隔離施設に入所させる「無らい県運動」が繰り広げられるなど、「ハンセン病を絶滅させる＝強制隔離が有効な手段」という認識が一段と強くなってしまったのです。

第一章　転機になった五つの出会い

すべてのはじまりは、教会から

私が生まれ育ったのは、東北の青森県です。東北の人の特徴は「忍耐強くて遠慮しがち、口数が少ない」とよくいわれますが、私が育った頃は、確かにそのような地域性があったと思います。その影響もあるのでしょう、私は「自分の思いを話すことを、控えなければならない」と思って育ち、成長してからもそれは変わらず、常に自分の思いを表現することが苦手と感じていました。

中学生の時に知った、岩村昇医師（日本キリスト教海外医療協力会の保健医療従事者）の活動にあこがれを抱いていたことや、ボランティアや赤十字奉仕団の活動を知り、心を動かされた経験があったことから、進学先は看護学校を選びました。看護師になりたい、と強く思っていたわけではなかったのですが、自然な流れで決まったように思います。

看護学校に入学してからしばらくして、私は学校の前にある建物が教会であることに気がつきました。

「教会に行ってみたい」

これは中学生の頃からおぼろげに思いはじめていたことでしたが、当時住んでいた町に教会がなかったため、実現することはありませんでした。しかし、看護学校のある街にはいろいろな教派の教会があったため、私は各派の教会を訪ねて自分に合う教会を探そうと考えていました。その教会が、こんなに近くにあるなんて！「まずは一カ所目」、ある日私はそんな思いで教会の扉を開き、中へ入ったのです。

その日、教会では婚約式をしていました。人手が足りなかったのか、私は牧師に、婚約式を手伝ってほしいと言われました。突然のことに戸惑いつつも、私のできる範囲でお手伝いをさせていただいたのですが、これが思いのほか楽しかったのです。私はこの日を境に、定期的にこの教会に通うようになりました。

教会ではさまざまなことを学びましたが、とりわけ大きな影響を受けたのが、一九七五年三月に行われた、国立療養所松丘保養園（青森県）への訪問です。教会青年会の仲間と共にはじめて行ったハンセン病の療養所で、私は多くのことに驚き、多くの気づきを与えていただきました。

教会に通い続けなければ、私はすぐ近くにハンセン病療養所があることに気がつかなかったかもしれません。また、ハンセン病を病んだ人がどのような状況で生活せざるを得なかったのかや、その中でキリストの信仰を得て賛美し、お互いに助け合って生きている人たちがいることも、知ることができなかったかもしれません。

いわば教会は、私にとっての〝すべてのはじまりの場所〟。私が教会の扉を開けてから、いろいろな人と出会って向き合い、それがつながりを生み、そのつながりがまた誰かの手によりつながって、今の私が存在しています。

「主われを愛す　主は強ければ　われ弱くとも　恐れはあらじ」

（讃美歌四六一番　主われを愛す）

これは、私が時折口ずさんできた讃美歌です。〝わが主イエス　われを愛す〟と繰り返す歌なのですが、この讃美歌を口ずさむと、〝私は主に覚えられている〟という安心感に浸ります。この安心感の中で、私は今こうして生活ができていますし、これまで歩んでこられたと感じています。

日本では、宗教はどこか敬遠されがちです。しかし、実際に宗教に支えられ、生きる喜びを取りもどす人は、多いです。特に、人が絶望の淵に追いやられてしまい、それでも生きざるをえなくなった時に、多くの人は何かに頼ろうとするのではないでしょうか。そのような時に支えとなり、自分を救ってくれるのが信仰であることは、めずらしいことではないのです。

私自身も信仰に支えられ、救われた一人です。大きな絶望を抱いていたわけではありませんが、療養所の人を通して信仰に出会い、賛美することができるようになり、多くの喜びと気づきを与えられ、今も支えられています。

讃美歌を口ずさむたびに、私は思います。与えられた命を精いっぱい生きたい、と。

実は私は、夢や目標を必死になって探したことはなく、勇気を出して大きな決断をしたこともありません。ふと気づけば、いつも目の前に歩むべき道があり、岐路に差し掛かったときも、やはり次に行くべき道が示されてきたように感じています。私はそうやって、「生かされて」来ました。

その示された道に従って歩んできたからこそ、今の私が在るのだと、私は確信しています。

私を変えたワークキャンプ

「全国学生社会人キリスト者ワークキャンプ」は一九六三年（昭和三十八年）長島愛生園でスタートした。当時の好善社は療養所教会での活動が中心で、一般入所者と触れ合う機会が少なかった。また、一般のキリスト教会への啓発活動も少なく、ハンセン病への正しい知識を知らせる十分な機会を持たなかった。

療養所教会建設計画が一段落し、長島聖書学舎の運営が軌道に乗った頃、前理事長藤原偉作は、播磨醇牧師が昭和三十五年（一九六〇年）より邑久《おく》光明園で開催していた関西学院大学宗教総部学生によるワークキャンプにヒントを得て、好善社主催のワークキャンプを開催することになった。

キャンプのプログラムは凡そ左記の通りである。

期間は五泊六日（会によっては多少前後した）
労働の時間（療養所内の道路整備や清掃、施設修復等）
聖書の学び（毎回チャプレンと呼ばれる宗教担当者による勉強会）
入所者と対話の時間
ハンセン病の正しい知識の勉強

（出典：ワークキャンプ　公益社団法人　好善社（kozensha.org）より抜粋）

私がはじめて好善社のワークキャンプに参加したのは、一九七五年夏のことです。松丘の教会で知り合った青年から、ワークキャンプの情報を教えてもらったことがきっかけで、八月に開催された松丘保養園でのワークキャンプに参加しました。この時のワークキャンプの主題は『人間は互いに理解しあえるか』で、それまで想像だにしなかった世界を、私はかいま見、経験することができたのです。

まず、起床を知らせる笛が鳴ると、一斉に廊下に出て、各自が掃除用具を手に持ち、皆がせっせと掃除をはじめます。初参加だった私は、何をすればいいのかわからず、積極的に参加することもできず、どうしようと恥じらいに似たような気持ちで右往左往するしかありませんでした。他のキャンパー（ワークキャンプ参加者の総称）は、各自で取り掛かる作業を見つけ、勢いよく作業を進めていきます。「自分から見つけて作業をするのが当たり前」そんな雰囲気が漂い、さすがに私はいてもたってもいられなくなりました。とにかく必死にできることを探して取り掛かり、一心不乱に体を動かし頭を働かしたことを覚えています。

この日以降、私は他のキャンパーの動きを見習い、その中にどうしたら加わることができるかと自分なりにいろいろ試し、体を動かすことはどうにかできるようになりました。

また、入所者やキャンパーとの対話では、幼い頃から私が抱き続けた「自分の思いや感情を表現することは控えないといけない」という思い癖が全面に出て、対話にならないことがしばしばありました。何をしたかの行為を話すだけで、どうしてその行為になったのか、そのとき何を感じたのか等を表現できなかったのです。そんな私に、関西から参加したキャンパーはこう言ったのです。

「我らは旅費をかけて来ている、あなたが何を考えているのか聞きたいんや」

この一言に促され、私は少しずつ自分の思いを口にしました。しかし、それまでやったことがないことですから、スラスラ話せるはずもありません。

「私はこういう表現の仕方しかできない」と、反論したこともあります。

しかし、そこにいた人たちは、私を否定することなく私と向き合い、私の言葉をじっくりと聴いてくださったのです。その雰囲気は、私に大きな驚きをもたらしたと同時に、私の緊張を徐々に解いてくれました。

私は少しずつ「考えているだけではいけない。伝えなければいけない。それを求められている。少しずつでも言葉にしていこう」と思えるようになりました。

そして、私も話す人に懸命に向き合いました。

ついには、最終日に「心身共にヘトヘト、ここまで体と頭をフル回転させたことはない」というくらいに動き、充実した自分を感じて気持ちは満たされていました。この考えは、今でも私の根底にあり、これが活動の軸になっています。

ワークキャンプの対話を通し、一人の人間同士として相手と対話することの大切さを私は心から痛感しました。自分が持つ先入観や決めつけを手放し、まっさらな気持ちで相手と向き合うことができないと、対話は生まれません。そして、その対話を続けることこそが、次につながっていくきっかけを生むのです。

私はこれからも、対話を通して自分が受けたものを違う人に伝え、つながりを育んでいきたいと考えています。

〝仕掛け人〟藤原偉作元理事長

私がはじめて藤原偉作元理事長（以降、藤原先生と表記）とお会いしたのは、一九七五年の夏に好善社が開催した、「松丘保養園ワークキャンプ説明会」のことでした。はじめて見る藤原先生は、どこか威厳を感じさせる、背広がよく似合う紳士だなという印象を持ったことを覚えています。

しかし、ワークキャンプに入ってからの藤原先生は、説明会の時と別人のようでした。頭にねじり鉢巻き、足には地下足袋を履き、颯爽と行動するのです。起床後の清掃では一番に雑巾を持ち、勢いよく動きます。理事長然としながらも、誰よりも率先して働き、行動で周りを引っ張っていく。振り返ると、まさに行動で示すリーダーだったように思います。

藤原先生は、〝問いかけ〟をする人でした。藤原先生はワークキャンプの中でキャンパーに向かって、こう言われたのです。

「好善社はキャンパーを療養所の門まで連れてきたにすぎない。そこからはあなたがたの選択に委ねられている」

今も好善社やワークキャンプで語り継がれている、伝説的な言葉です。しかし、その時の私は、その意味がよくわかりませんでした。その後のキャンプ、リユニオン*への参加を経てようやく、「私が出会った人々にどう関わるのか」を問われたのだと気づきました。

この言葉に背中を押してもらい、私は療養所の人との関りを続けてきました。同じ思いを抱いているキャンパーは、他にもたくさんいるはずです。

また、国立療養所宮古南静園（沖縄県）へ派遣される際、私の背中を押したのは、やはり藤原先生の一言でした。

宮古島で働きたい。そう言った私に、藤原先生はこう問いかけられたのです。

「本当に行きたいのか？」

当時の私は、宮古島で働きたいと思う一方で、若い私で大丈夫なのだろうか、こんな私でいいのだろうかと、どこか不安に感じていました。

しかし、この問いかけは、私に「エレミヤ書」(『旧約聖書』の三大預言書の一つ。「イザヤ書」に続く位置に置かれる。ユダ王国の末期に活動した預言者エレミヤのことばを中心に編集されている)のある箇所を思い出させたのです。

主の言葉がわたしに臨んだ。「わたしはあなたを母の胎内に造る前から　あなたを知っていた。　母の胎から生まれる前にわたしはあなたを聖別し　諸国民の預言者として立てた」

わたしは言った。「ああ、わが主なる神よ　わたしは語る言葉を知りません。わたしは若者にすぎませんから。」

しかし、主はわたしに言われた。

「若者にすぎないと言ってはならない。わたしがあなたを、だれのところへ遣わそうとも、行って　わたしが命じることをすべて語れ。彼らを恐れるな。わたしがあなたと共にいて　必ず救い出す」と主は言われた。

（「エレミヤ書」一：四—八『新共同訳』より抜粋）

気がつけば、私は自然とこう答えていました。

「私でよければ」

そう答えたことで、「これでいいのだ」とスーッと気持ちが落ち着いたのを覚えています。私は、藤原先生の問いかけに後押しされ、「これも〝示された道〟だ」と、心から思うことができたのでした。

また、私が好善社から宮古島へ派遣された時、藤原先生は私に「一年間は、じっと黙って見ていなさい」と言われました。これは「一年間は即断しないように」という意味だったかと思います。

どの仕事でも同じだと思いますが、入社あるいは異動で新しい職場に行くと、一年目に経験するのは、新しい出来事ばかりです。仕事内容はもちろん、人間関係や環境もすべてが一から始まることになりますので、誰もが慣れるのに精一杯でしょう。何が〝普通〟で、何が〝特別〟かがわからない中で、適切に判断することすらままなりません。

二年目に入ると、自分自身が職場に適応しはじめますので、なんとか判断がつくようになります。だからこそ、一年間は即断してはいけない、なぜなら適切に判断する状態になっていないからだということを、藤原先生は教えてくださったのです。

この言葉があったからこそ、私は早過ぎる判断をして間違ったり、失敗することを避けることができたと思っています。また、単にこれは期間や経験程度だけのことを指しているのではなく、そこで仲間とともに過ごす時間の重要性を意図しておられたのではとも考えています。

タイ国へ赴任するときは、「三年は黙ってみていろ」と言われました。海外で看護をするということは、宮古島以上の大きな異文化が待ち受けています。それに慣れるまで、三年はかかるよ、と示唆してくださったのかもしれません。

環境の変化は人間を成長させてくれますが、同時に大きな負荷を与えることがほとんどです。状況をすぐに理解でき、適切な判断を下せる人はそういないでしょう。私は今、看護学生を前にしてこの言葉を伝え、三年間は即断しないようにと勧めています。

私からすると、藤原先生は、「仕掛け人」であり「種をまいた人」です。ワークキャンプや好善社の活動はもちろん、多くのキャンパーの心に何かを仕掛け、種をまいてくださいました。私も、その恩恵を受けた一人です。藤原先生の仕掛けと気づかずに、私は出会った中で関りを始め、藤原先生の背中を見て、自分の足で歩くことの大切さを学ばせていただきました。

何より、藤原先生の〝問いかけ〟があったから、私は自分が何をすべきか、何をし得なかったかを考え、自らに問いかけ続けることができたのです。

タイ国へ渡って一年目のタイ語習得でも、やはり藤原先生に背中を後押しされました。藤原先生は五十七歳でタイ語を学び始めました。日常生活でも常にタイ語を話そうと努められ、その姿に刺激を受けた人は多かったのではないかと思います。藤原先生のその姿を見て、私がタイ語を懸命に学ばないわけにはいきません。このように、藤原先生の言葉や行動の一つひとつが、私の心に種を植え付け、それが育つよう奮起を促し続けてくださったのです。

（＊リユニオン＝ワークキャンプに参加したキャンパーたちの集い）

ある入所者夫婦から授けていただいたこと

最初に療養所内にある教会の集会を訪ねた時、私は入所者の賛美する姿に驚きましたが、お二人のことをしっかりと知ったのは、私がはじめて参加したワークキャンプでした。

特に心に残っているのが、お二人の口癖です。お二人はことあるごとに、こう言われるのです。

「感謝です」「感謝しています」

このみなぎる感謝はどこから来るのだろうと不思議に思ったのが、お二人との交流がはじまったきっかけです。そこから私は時間を見つけては、松丘保養園を訪ねるようになりました。

決して口先だけで言っているのではなく、常日頃の言動からもそれを感じさせる方たちでした。全身で賛美し、感謝をしながら生きた〝祈りと感謝の人たち〟だと私は今も思っています。

この頃の私には常に不安がありました。こんな訪問の仕方でいいのだろうか、という不安です。それを払しょくしてくださったのも、このご夫婦でした。

ある時、ご主人が自分のお世話をする不自由度の重い高齢者の訪問に、私を同行してくださいました。私が挨拶をすると、私の声を聞いた、その目が見えない人が「若い人の声を聞いたのは、久しぶりだ」と、とても喜んでくださったのです。遠く（園外）で遊ぶ子どもたちの声が時に聞こえることや、職員との関りはあったけれど、二十代と関わることはなかったのでしょう。そんなに喜んでくださるなら、と、私も嬉しくなって、それから訪問し続けるようになりました。

そのご夫婦はともにハンセン病を発病し、療養所で結婚され、夫婦舎で生活されていました。そのお部屋に訪ねたことも何度もあります。お二人の生活には、障壁とも思えるような出来事がたくさんあり、つらい思いもされたと伺っています。しかし、ご夫婦の祈りがそれらを乗り越えさせ、信仰を一層深められたのだろうと思っています。

お二人は比較的お元気で、もの静かなご夫婦でした。身体に不自由さを抱えている他の入所者を常に気遣い、ご主人にいたっては、足の不自由な入所者をおんぶして教会に連れて行くなど、常に周りのお世話をしておられました。

〝全てに時がある〟という聖書の言葉を教えてくださったのも、このご夫婦です。ハンセン病の歴史を知るよう促されたり、療養所に訪ねると、私の影が見えなくなるまで窓から見送っておられました。その姿は今でも目に浮かび上がります。私はお二人のその様子を見て、またここへ訪ねて来よう、またここへ来ようと何度思ったかわかりません。

彼らの在り方や生きる姿勢は、私に大きなものを与えてくださいました。彼らの祈りと信仰に私は導かれ、洗礼を受ける決心がついたのです。

だからこそ、私はこのご夫婦の軌跡を伝えていきたい、と考えています。私には想像すらできない苦労をされたけれども、その生きる姿は、常に「生かされている」という喜びに満ちあふれていました。生かされている喜びを、周囲に言葉できちんと伝えられていたことにも、心動かされるものがありました。

彼らは、私を信仰に導き、次につなげてくださったのです。このご夫婦との出会いと関りがあったからこそ、私は多くのものを得ることができたのだと今も心から感謝しています。

天羽道子さんとの出会い

天羽《あまは》道子さんとはじめて出会ったのは、一九七七年です。好善社一〇〇周年記念会で、国立療養所宮古南静園に看護助手として派遣されていた天羽さんからお話を聞く機会を得ました。その時のお話しが、とても私の心に残ったのです。この出会いがあり、私は宮古島で看護師として働けないだろうかと考え始めました。そして宮古島に派遣され、その後一九八一年八月に、好善社に入社することになりました。好善社と私の、長くて深い関りにつながったのが、天羽さんとの出会いだった、というわけです。

一九七七年、天羽さんは、患者介助研修生（看護助手・介護助手）として宮古南静園に着任されました。当時、宮古島の地元の人と好善社の関係はよいとは言えず、関係の構築が上手く行かなかった時期でもありました。

着任された天羽さんは、プロテスタントの修道女でしたが、仕事を一年休職し、研修生として派遣され、南静園のために尽力されました。彼女のその働きぶりは素晴らしく、多くの人が感銘を受けました。そこから、地元や施設の人と好善社の関係は、徐々に回復していったのです。天羽さんは、切れかかった関りを、自ら動くことで再度つなぎ合わせ、より密度の濃い関りに回復させた人です。天羽さんの派遣は一年間でした。奇しくも、私はその後任として着任したのです。

当時、沖縄のハンセン病事情は、本土から三十年遅れているといわれていました。それを知り、私は松丘でよく言われる「昔のことを知らないから」の、昔の状況を知りたいと願うようになったのですが、宮古島の医療事情などもあり、看護師は地元出身者がほとんどであることや、本土からの就職は難しいことがわかりました。現実を知り、就職を断念しかけたとき、宮古島への話が持ち上がったのです。

藤原先生の後押しもあり、一九七八年七月、私は派遣看護師として、宮古南静園に着任しました。

天羽さんの活動は素晴らしく、本当に看護や介護に徹底された人だったということもあり、私はその次を自分が担うために、宮古島へ行くのではないと割り切りました。私が同じようにできるはずもありませんし、かといって、天羽さんの培われたものを壊すようなことになってもいけません。

「私は天羽さんと同じことをするのではなく、私は私のできることで、私なりにこの関りを継続できるようなつながりを作ろう」。そう決意して、看護に取り組むことにしました。

当時、宮古島では盛んにゲートボールが行われていました。そこで私は、ゲートボールに挑戦し、人々とともに楽しむことにしたのです。そうすることで、地元の人たちとの距離が縮まりはじめました。ある時、沖縄のゲートボール協会が来られることになり、私が間に入って、南静園の人とのつながりを作ることができました。この時の働きを喜んでいただいたことがきっかけで、沖縄ゲートボール協会と協力し、大会を開催するまでになったのです。

阿部さんのおかげです、という言葉をいただいた時、本当にうれしく感じました。

振り返って考えてみると、天羽さんの尽力により、地元や施設と南静園のつながりが回復したからこそ、私は南静園で働くことができ、次につなげることができました。天羽さんのご尽力がなければ、成しえなかったことで、今でも心から感謝し、私の忘れることのできないお一人です。

宮古南静園だけでなく、タイ国や他の療養所にもいえることですが、私の前にそこで働いて、土台を築いてくださった人たちがおられ、何より皆さんのご苦労があったからこそ、私は各所で受け入れていただくことができました。

いわば、人と人とのつながりの中で、誰かにつないでいただいて、今の私がいます。いろんな出会いの中でいろんなものを受け継ぎながら、その中で生かされている。私が考える〝つながり〟とは、そういうことを指すのだと思っています。

第二章　タイ国への道のり

宮古南静園とのつながり

一九七六年三月。看護学校を卒業した次の日に私はリュックを背負い、盛岡の町を出ました。向かったのは、岡山県瀬戸内市にある現・JR邑久駅です。

きっかけは松丘保養園で出会った、長島愛生園（岡山県）で暮らす入所者のご夫婦でした。奥様は、戦後まもない時期に松丘保養園から長島愛生園へ移られた方です。ご夫婦ともに常に笑顔で、誰に対してもニコニコとお話をされます。そのお人柄に魅了された私は、文通を通してご夫妻との交流を続けていました。卒業後、光田健輔医師の業績を記した書物で知った長島愛生園を訪問することになり、邑久駅でそのご夫妻に出迎えてもらったというわけです。

長島愛生園では、敷地内にある曙教会に宿泊し、教会の集会に参加したり、教会員の居室を訪ねたりしました。もちろん、最初の国立療養所である長島愛生園の施設見学もさせてもらいました。この時、邑久光明園が同じ島にあることを聞かされたと思うのですが、私の耳には残りませんでした。

最終日は、教会員が自家用車で倉敷の大原美術館を案内してもらったあと、現・JR岡山駅まで私を送ってくださったのです。そしてそのあとにワークキャンプを共に過ごした関西のキャンパーたちが神戸の街を案内してくれたのです。

キャンプで一緒だったキャンパーと再会し、話に花が咲いたときに、私は二カ所目の療養所を知ったのだと思います。想像以上に多くの人と出会い嬉しかったからでしょうか、療養所のことをもっと知りたい、キャンパーたちの話も聞きたい、そんな思いが強くなった私は、そのあと他の療養所を訪ね、好善社の集会に積極的に参加するようになりました。

キャンプに行けなくても、リユニオンに参加し、キャンパーのその後の話に耳を傾けました。また、好善社の広報誌で〝らい百年の歴史〟と好善社のワークキャンプとは何かについても学び続けました。療養所を訪問した際、決まって「昔の各地の発病者は本当に大変だった」とよく言われました。どういうことか摑めないでいたのですが、宮古島の状況を聞き、沖縄のハンセン病事情は、大和《やまと》（日本本土の意）より三十年遅れていることを知ったのです。この時、二つの言葉が私の中でつながり、宮古島へ行ったら「昔のこと」を垣間見ることができるかもしれないと考えるようになりました。

宮古南静園が設立されたのは一九三一年。当初の入所者は十五人だったそうです。しかし、開戦（太平洋戦争）後に米軍上陸を止める水際作戦の前線地となってしまいました。日本兵が宮古南静園に入るのを米軍に目撃されたことから、兵舎だと勘違いされた宮古南静園は、空襲による壊滅的被害を受けてしまいます。

当時の職員が全員職場放棄をしたことから、入所者たちは避難した自然壕で生活を続けましたが、極度の栄養失調や疾病、状態の悪化に苦しめられ、最終的には多くの人が命を落とすことになったそうです。終戦後にアメリカ合衆国による沖縄統治が始まったため、宮古南静園はアメリカ軍の占領下におかれることになります。この影響もあったのでしょう、「沖縄のハンセン病事情や対策は、大和より三十年遅れている」といわれていました。

もちろん、看護師として、ハンセン病に強い関心を持っていたということも、沖縄で働きたい理由のひとつでした。また、好善社が出していた印刷物に記載されている沖縄や宮古南静園の情報は本当かどうかを確かめたいという気持ちもありました。

一方で、当時一般病院の外科病棟で勤務していた私は、自分はこのままでよいのかという疑問を抱きつつありました。看護師を志したのは、障害児のケアや支援に取り組んでみたいという思いがあったからですが、病院での臨床経験は重要と考えていました。そのため、卒業後の二年間は病院で勤務することを選びましたが、私の中の疑問は日に日にその存在を増していきました。

そんな時に沖縄宮古南静園での好善社ワークキャンプ開催を知り、参加することにしたのです。沖縄に行けば何かに出会えるかもしれない、と淡い期待を抱いた私は、一九七七年夏、生まれてはじめて飛行機に乗り、宮古島に降り立ちました。このキャンプにキャンパーとして参加された入所者のお二人のうちの一人が、岡山で美術館に案内してくれた人です。

このワークキャンプは、「焼き鳥とのど自慢の夕べ」と「おしゃべり教室」という特別プログラムが組まれており、一般社会と入所者の間に横たわる「隔ての中垣」にアプローチしようとする宮古南静園での取り組みであったことを後に知りました。日中、キャンパーが一丸となって作った肉の竹串差しを、私は今も忘れられません。また前述した天羽道子さんの働きを直で見ることもできました。

ワークキャンプ終了後、私は宮古島で働くことができないかを模索し、その年の十二月に宮古島を訪ね、看護師として働くことができる可能性を探りました。しかし、当時は大和で勉学を終え経験を積んだ地元の若い看護師が帰島し、何名も宮古南静園で働いていましたから、県外からの就職希望者の採用は無理だろうと判断しました。

ハンセン病療養所には、大まかに分けると、二つの入所者用居住施設があります。一つが「一般寮」で、別名健康舎と呼ばれる施設。もう一つが「不自由者棟」と呼ばれる施設です。

不自由者棟は、ハンセン病による後遺症の不自由度と、慢性疾患等の有無により分けられます。併せて高齢のため介護が必要になった入所者が暮らす施設です。日常生活のほとんどに介助が必要な人もいれば、だいたいのことは自分でできるけれど、生活をするうえで少し介助が必要という人まで、不自由度はさまざまです。

いったんは見送った宮古島での勤務ですが、前述したような経緯で思わぬところから縁はつながり、好善社から国立療養所宮古南静園へ派遣されることになりました。

私の看護師としての第二ステージは、宮古島でスタートしたのです。

足裏をカミソリで削る入所者

宮古島で私がしていた仕事は二つです。一つ目は、宮古南静園にできた新しい不自由者棟での業務。これは、月曜日から土曜日の午前中に取り組んでいました。もう一つが、平日の午後に宮古スキンクリニック（ハンセン病の外来診療所、診療は土曜日の午後のみ）での業務で、土曜日午後の診療サポートです。米軍支配下の沖縄では、在宅治療ができるようにとスキンクリニックが設置されており、そこで皮膚科診療（無料）を行っていました。

宮古南静園ではいろいろな出会いがありましたが、とりわけ印象に残っている入所者がいます。その方と出会ったのは、私が赴任した翌日のことです。

その方は、日差しが入る明るい廊下に座り、カミソリ片手に足の裏の胼胝《たこ》を削っていました。足の裏には、末梢神経障害による足底潰瘍《かいよう》ができています。

宮古南静園に赴任する前に外科病棟で働いていた私は、ただただ驚きました。傷のある部位を安全カミソリで削ってしまったら、炎症を起こす確率が高いだろうと思ったのです。適切な治療をしなければ、患部は化膿してしまうでしょう。そもそも、足をカミソリで削るという行為は、素人であれば勇気が要るはずです。なのに、どうして？

「この傷はな、死ぬまで治らない」

そう言ってカミソリで足裏タコを削るその方に、私は何も言うことができませんでした。

外科病棟で得た経験値から、適切な処置をすれば治らない傷はないと私は考えていました。しかし、神経障害が原因でできた傷に対しての知識はなく、ケアの経験もありません。ましてや、派遣されたばかりの立場では、勧めることもないとも思っていました。看護師として入所者の患者に接するのはこの時がはじめてでしたから、何をどう言えばいいのか、見当もつかなかったのです。

東北は寒いこともあり、療養所の入所者はみんな靴下をはいていました。裸足で歩いている人を見た記憶はありません。しかし、宮古島は暑いため、みんな裸足で生活します。私が入所者の足の状態を見たのは、この時がはじめてでした。この方の足裏を見てはじめて、ハンセン病による傷が体にあるということがどういうことなのか、それがどのような影響を与えるのかようやく目の当たりにし、その厳しい現実を前に言葉を失いました。

一方で、入所者たちが、自分が死ぬまでハンセン病による後遺症が続くということを受け入れていることも痛感しました。どのような思いでその心境に至ったのか、私には想像すらできませんが、入所者のその姿が、私の心を強く揺さぶりました。

宮古南静園では、朝一番に傷の治療がはじまります。治療が終わり居室に戻ると、入所者は包帯を外してしまい、裸足で歩いて水浴びをします。そして裸足のまま、ペタペタと歩いて自室に戻るのです。通常ですと、足に傷がある状態で水に濡らすことも、患部むき出しで歩くことも、あまり考えられないはずです。想像するだけで痛さを感じる人もいるのではないでしょうか。しかし、入所者の多くは痛みを感じないので、患部を水で濡らし、裸足で歩けてしまいます。

痛みを感じなくなるのは、ハンセン病の末梢神経障害から来る知覚麻痺があるからです。手足の変形拘縮も末梢神経障害によるものであり、難治性の慢性潰瘍が生じてしまうケースはめずらしくありませんでした。

痛みや不快な感覚があると、人は自ら積極的に治療を受け、安静にします。痛みは、それほどに体と心にダメージを与えるのです。体に痛みがある人は、医師が指示した通りに過ごすでしょうし、できる限り患部を保護しようとするでしょう。それにより、傷の回復は早くなります。痛みを感じることは、命を守るための体の仕組みの一つでもあるのです。

しかし、痛みがなければ、治療に対する関心は薄れるでしょう。ましてや、治らない病気と思われていて、患者自身が傷も一生治らないと思いこんでいるのであれば、なおのことです。ハンセン病は治っても、その後遺症である末梢神経障害の保護・予防は一生続きます。

スキンクリニックの仕事では、そのような傷を抱える人もいましたが、傷のある子どもはいませんでした。スキンクリニックの業務の一環として、診療に来なくなった患者や回復者を訪問していましたが、そこで傷を抱える人を見かけることもありました。一人、足首が下垂してしまい、歩くのに苦労をしている中学生がいたのですが、その姿に、私は茫然としたものです。

私がはじめて療養所を訪ねた一九七五年当時、ハンセン病の新規患者は七十八人。

そのうちの六十人が沖縄在住だったとされています。統計資料によると、ハンセン病は、熱帯・亜熱帯地方での発症がかなり多いことがわかっていますが、日本において沖縄県はハンセン病多発地帯と言われていました。

二十四歳、異文化の沖縄で青春を謳歌

「こんな苦いものを食べるの？　どうして？」

沖縄の宮古南静園ではじめて口にしたその食材の味に、私は戸惑いと驚きを隠せませんでした。到着した日、宮古南静園では私の食事を用意してくださったのですが、その日のメニューにあったのが〝ゴーヤー〟です。

それまでゴーヤーは食べたことがありませんでした。今でこそ、どこででも食べることができるゴーヤーですが、当時はまだまだ知られていません。

一口食べて、それ以上食べることが難しいと思ったくらい苦く、食べることを躊躇しましたが、私はすぐにその考えを消し去りました。

「これを食べないと、ここでは生活できない。だって、これが沖縄の〝食べ物〟で

あり〝生活〟なのだから。今、これを食べなければ、ゴーヤーを嫌いな人になってしまう」

そんな風に気持ちを切り替えると、ゴーヤーの苦みがおいしさに変わっていきました。

宮古島に住みはじめた翌八月に好善社のワークキャンプがあり、私はキャンパーたちを迎える立場として、それに没頭しました。この場が、以前から好善社の活動に関心を持ちはじめている地元の若者たちと顔見知りになる機会になったからです。そのような経緯があり、この後も園内だけでなく、街で出会う若い人たちがよく声をかけてくれ、いろいろな活動に誘ってもらいました。

ある時、「日本人が……言うから」という言葉が聞こえたのですが、その言葉に私は驚き、周りを見渡しました。私を「日本人」と呼ぶことにびっくりしたのです。当時の沖縄では、沖縄県外の地域や、そこに住む人たちのことを「日本が」「日本人が」「大和が」と表現することがありました。一九七二年に沖縄の施政権が日本に返還されたため、生活様式が日本のものに変わりつつある頃でしたが、後から思うと、これが私の異文化とのはじまりでした。

沖縄の言葉や生活スタイル、慣習は私のそれと異なりましたが、同世代の地元の青年たちとの交わりに加えてもらうことができ、二十四歳の私にとってそれはむしろ楽しいことでした。

また、宮古島に行くために、四苦八苦しながら運転免許証を取得しましたが、そのおかげで私は宮古島での生活を謳歌することができました。車があれば、いつでもどこにでも行くことができます。これは青森や盛岡では経験しなかったことです。

今もそうですが、宮古島はとても美しい島です。透き通るような青い海やマングローブ林、サンゴ礁などの壮大な自然と、それらが織りなす風景があちこちに点在しています。季節による温度差が比較的少なく、寒いとされる冬でも最低気温が10℃を下回ることはありません。海風が吹くので、蒸し暑いということもなく、台風以外は過ごしやすい気候です。

比較的小さな島なので、どこからでも美しい朝日や夕日を見ることができます。朝と昼は、太陽に照らされたサトウキビ畑が輝き、夜は満点の星が夜空を彩ります。地元の若者たちと民謡を歌い踊り、一緒に星空を眺めながら語り合う。宮古島には自然の美しさだけでなく、人と人とのつながりもあったのです。

寒くて冬が長い東北では雪が降り積もるため、窓を閉め切りますが、南の国は窓を開け放つことができます。外を歩いている人との会話が可能です。当時の私にはそれがとても新鮮でした。その開放感や心地よさを、それまでの私は知らなかったからです。

また、東北にいた頃は食べなかったのに、宮古島ではじめて口にしてその美味しさに驚くということもありました。たとえば、柿。こんなに美味しい果物を、なぜ私は今まで食べなかったのかと悔しく感じるほどでした。今や柿は、私の好物のひとつです。

東北と宮古島では、気候や風土、すべてが違いますが、自然災害についても異なることばかりでした。宮古島には台風がよく来ます。台風が来るたび、宮古の人たちは家に閉じこもります。台風が来ると、食料品を運ぶ船の運航も止まってしまいますので、台風のたびに食べ物が底をついてしまいます。それは経験したことがないことでした。野菜さえ市場から姿を消してしまいますが、離島ではそれが当たり前です。

慣れるということは、その状態でともに過ごし、自分が受け入れられる範囲で様々なことを知り、知恵を得て適応しながら過ごしていくということです。知らないからやらない、やったことがないから離れる、というのではなく、周りの人と一緒に少しずつ少しずつやってみること、それを続けていくということが大切です。そのようにして「知っていく」「やってみる」を続けることで、生まれる何かが必ずあると私は考えています。

今から思うと、この宮古南静園での日々があったからこそ、ハンセン病と関りながら生きていこうと決めることができました。私にとって宮古島は「第二の故郷」です。私にとって出発の地であり、帰る場所でもある特別な場所で、少しでも時間があると、宮古南静園に行ってあの人に会いたい、何々さんはお元気だろうかと思います。ここで経験したことがあるからこそ、私は次のステップへと進むことができたと今は思っています。いわばこの時間も、私の人生においては重要な〝つながり〟だったのです。

邑久光明園で気づいた、大切なこと

スキンクリニックは、ハンセン病患者が在宅治療できる外来診療所です。そこに来る患者の多くは、目に見える症状がなくなると受診しなくなります。受診費用や仕事のことなど、いろいろ事情があるのでしょう。そこで、ケースワーカーに同行して、患者の家に行くことが、スキンクリニックでの私の仕事のひとつでした。沖縄県外の人間ということがわかると面会を拒否される可能性もあるので、その点は十分に注意を払う必要がありました。

その中に、急性期反応が生じて宮古南静園に入院するものの、少し良くなったら退院してしまい、治療に来なくなる人がいました。治療が終わり、治癒したから来なくなるわけではないので、しばらくすると、また急性期反応が出てしまいます。

どう対処すればよいか困っていた時に、原田禹雄《のぶお》先生から「その人を邑久光明園に連れておいで」と言ってもらうことができました。原田先生の助言により、私はその患者を連れて、岡山県にある邑久光明園をはじめて訪れました。

足裏をカミソリで削っていた入所者との出会いの影響もあり、私は自分に必要なのは知識をしっかりと得ることだと考えるようになっていました。ハンセン病のことを知り、さらに深く理解するためには、もっと多くの知識を学び、その上で看護経験を積まないといけない、そうしないと継続できないだろうと考えるようになっていたのです。それに取り組むには、原田先生がおられる邑久光明園が適しているであろうと思いました。

これがきっかけとなり、私は宮古南静園での派遣を終え、沖縄を出て邑久光明園で勤務することになりました。

看護師長になって知った、新しい自分

一九八一年にはじまった邑久光明園での勤務は、九年に及びました。看護師としてハンセン病医療とその看護の経験を積み、研修を経て、一九八六年に看護師長を拝命しました。このころの私は、もしかしたら人生で最も殺伐としていたかもしれないと振り返って感じます。

「阿部さんは、口では話を聞くというけれど、とる行動は違う。行動がともなわない」

この痛烈とも思える指摘をされたのは、看護師長になってしばらくしてからのことです。指摘してくれたのは、当時一緒に働いていたスタッフの一人でした。

この一言を聞いたとき、私は強いショックを受けました。愕然としましたし、受け

入れがたい指摘だという気持ちが生じなかったわけではありません。しかし、私は反論しませんでした。そして「確かにその通りかもしれない。言いにくいだろうに、よくぞ言ってくれたなぁ」と感謝の気持ちさえ抱いたのです。

当時の自分を思い返すと、他者から自分がどう見えるか、他者から何を言われるかに意識が向き、先回りをしてあれこれと考えては構えてしまうという状態にあったと思います。常に緊張状態で、自分が失敗しないように、自分が周りに迷惑をかけることがないようにと、無駄に力が入っていました。仕事にそれだけ熱心だったとも言えますが、気持ちにまったく余裕がなかったと感じます。

スタッフに指摘をしてもらったことで、ようやく自分の状態に気づいた私は、それがきっかけとなり、随分と和らぎました。凝り固まって偏《かたよ》った考え、常に緊張の状態にあった体、余裕がなくてついつい口調がキツくなっていることにやっと気がついたのです。

ある日、スタッフの一人を皆のいるところで叱った時の光景を今も覚えています。私のそういう態度や姿勢により、生み出していた良くない雰囲気や状態は確かにあったでしょう。

でも当の本人である私は、そのことに気がついていませんでした。このスタッフの指摘があってはじめて、私は己の姿を少し俯瞰の目で見ることができるようになりました。指摘されたことが痛かったからこそ、視野が広がり、自分を縛っていたものや囚われていた不自由さから自分を解放することができたのです。

この経験を通して、私はとても人に恵まれていたということに気がつきました。自己表現があまり上手くない私が今日あるのは、それまで出会った人たちが私の話に耳を傾けてくれていたからだと改めて気づかされたのです。

人は、痛いところを突かれた時ほど、感情が大きく揺らぎ、攻撃的になったり、卑屈になったり、心を閉ざしたりしがちです。しかし私は、そういう時ほど、他者の言葉に耳を傾け、その痛さを感じる指摘を素直に受け入れる方がいいと考えています。言われて痛いことほど、まっすぐに、歪曲せず言葉の通りに受け止めるのです。なぜなら、そうすることで間違いなく自分の視野や視座は広がり、自分がどのような人間かを深く知ることができるからです。

沖縄と岡山で与えてもらった〝つながり〟

「ハンセン病療養所には、看護の基本が残っている」。これは、ある看護専門官から私が聞いた言葉です。

どの看護師も、「知らない高齢者である患者に寄り添う」というよりは、「昔からよく知っているおじいちゃん・おばあちゃんの世話をしている」、そんな雰囲気で患者一人ひとりと丁寧かつ親身に関り、寄り添っていました。私の知る他の高齢者施設とは雰囲気が異なります。これは、そこで育った人だからこそ、できたことでしょう。日本のハンセン病療養所の中には、看護師補充のためか施設内に看護学校を持つところがありました。邑久光明園はその一つで、そこで養成された准看護師の人たちの支えがあるからこそ、邑久光明園は成り立っていました。

実は邑久光明園で働いていた時、私は当直時の外科外来の傷の処置が嫌でした。患者さんたちは長年つきあっている自分の足の傷をどう手当てするか、その方法を熟知していたからです。テキパキとできない自分をたくさん目の当たりにしたということもあります。当時の私は、患者さんに言われるままに手当てするだけで良いのかと疑問を持ちながらも、急がされる中での対応しかできませんでした。しかし、病棟責任者の立場になってからは、新卒で勤務した一般病院での勤務経験が役立ちました。指摘をしてもらったことで多くのことに気づいた私は、五感をフル活用して周囲の観察をし、ゆっくりと患者や周りの人たちと話しをしながら看護することができるようになりました。

私の後から、一年ごとに辞令一本で赴任して来た看護師長との出会いにも影響を受けました。ハンセン病療養所ははじめてにもかかわらず、いろいろな相談をしあえる人たちに恵まれ、看護師長たちと患者さん一人ひとりの希望に沿った最期を迎えられるようにとの取り組みもはじまりました。

邑久光明園で育った看護師たちが自ら患者に寄り添う姿を見て、私は思ったのです。

「私はここにいなくてもいいかな。もう辞めてもいいかもしれない」

このことが、私の次なるステップであるタイ国に進むきっかけとなりました。

示されたタイへの道—つながりの力

宮古南静園は高齢者が多いので、彼らの会話や方言のぐちがわからず、意思疎通を図るのに時間がかかりました。長年勤務している外科医が、「宮古の方言はとても奥深い。例えば男は〝びきどぅん〟、女は〝みどぅん〟と平安朝につながる言葉がある」と教えてくれました。ありがとうは「たんでぃがーたんでぃ」と言いますから、標準語とはかなり異なります。それでも私と話す時、高齢者の人たちは私にわかる言葉で話してくれました。もちろん、職員や一般の若い人たちとの会話に問題はありません。

最初こそ戸惑ったものの、一年もすれば高齢者たちの宮古ぐち会話を理解できるようになりました。耳が慣れると相手の言っていることがわかるようになりますから、そこでコミュニケーションは成り立ちます。宮古ぐちは私にとっては外国語と同じでした。だから、タイ派遣の話が持ち上がったときも言葉の不安を抱くことはなく、タイへ行きたい私はすんなりと派遣を受け入れることができたのです。

一九九〇年六月、邑久光明園での勤務を終えた私は、翌月タイ国へ出発しました。入国翌日、私はタイ語を学ぶため、現地の語学学校に入学し、一年間の学びを経て、一九九一年七月、国立ノンソムブーン療養所（現在の名称はコンケン県立シリントン病院）で派遣看護師として働きはじめました。

最初にタイを訪れたのは、一九八二年春のことです。好善社は、欧米から支援を受けて、日本のハンセン病支援に取り組んで来ることができました。それを受け、設立一〇〇周年を迎えた一九七七年、今度は好善社が過去に受けた恵みを発展途上国へ向けてお返しをしようということになりました。その一環として一九八〇年、医療伝道を模索するための台湾訪問に私も同行することができたのです。

台湾台北市郊外にある、台北のハンセン病療養所「楽生院」に四回目の訪問をした際、台湾から足を延ばしてタイへと渡り、バンコク近くのハンセン病療養施設を案内していただく機会を得ました。この時に出迎え案内してくださったのが、クリスチャンの女医、カンチャナ先生でした。

当時、タイでは年間三、〇〇〇人の新しい患者が発生していましたが、日本のような、家族と離れての隔離施設ではなく、患者が家族とともに暮らしながら治療を受ける体制ができていました。当時のタイは今よりも貧しい人が多かったのですが、その中でも懸命に生きている姿に、心が惹きつけられたのを覚えています。

一九八三年一月、再度タイを訪れ、タイ東北部を案内してもらいました。東北部のハンセン病療養施設では、治療を受ける患者のそばにいつも子どもたちの笑顔がありました。子どもたちの笑顔がすぐそばにあるおかげで大人たちの笑顔が増え、和やかな空気を感じたことは言うまでもありません。

経験と知識を次につなげていく力

タイ東北部のハンセン病センターとして役割を担っていたノンソムブーン療養所には、当時、ハンセン病の後遺症とともに生きるおよそ一、二〇〇名の回復者が家族とともに暮らしていました。目についたのは、義足をつけた人の多さです。足底に知覚麻痺があることから傷ができ、痛みを感じないために炎症を繰り返しています。適切な治療ができないままその状態が長く続き、下腿切断せざるをえなくなるという有り様でした。

私はノンソムブーン療養所のセルフケアクリニックに属して、活動をすることになりました。セルフケアクリニックは、ＷＨＯがハンセン病の薬物治療と並行して推奨していたもので、タイでは盛んにこの言葉が使われていた時期でした。対象となるのは、ＭＤＴ治療（多剤併用療法：Multi drug Therapy）を受けている患者で、すでに手足に目に見える変形がある人、ＭＤＴ治療は終了しているけれど、末梢神経障害による生活の傷を抱えて暮らしている人です。ＭＤＴ治療をしながらセルフケアにも取り組むことで、後遺症の保護や予防になるということを患者に知らせるために、タイ風に編集し直したパンフレットを用いて説明していました。

前述しましたが、ハンセン病の治療が遅れると、知覚麻痺が生じることもあります。痛みを感じないため傷があっても安静にせず、通常と同じように動いてしまいます。そうすることで炎症が起き、化膿して骨に達し、さらに新たな変形につながってしまうのです。日常生活の中で傷を繰り返し、後遺症が悪化することも少なくありません。

その悪循環を止めるには、やはり患者本人に知覚麻痺があるということを自覚してもらい、知覚麻痺によって傷が起こる理由を理解してもらうことが欠かせません。そのためにまず、麻痺足のケアとして、足浴、軟膏塗布、胼胝《たこ》削り等を習慣づけるよう促します。足を外傷から保護するために、長距離歩行をしない、速足で歩かない、歩幅を狭くするなども効果があるのでそれも患者に伝えます。履物は、必ず弾力性のある靴底のものを使用するよう勧めることもします。知覚麻痺がある部位の傷の回復は、家でどんな風に過ごすかにかかっているからです。

私は、邑久光明園で義足の方々を何名も見てきました。お元気な時は義足利用者であることを感じさせない動きの人であっても、高齢になると体力と視力の衰えなどの影響で義足を装着することが億劫になってしまいます。そうなると、戸外に出る機会が徐々に減り、代わりに自室で座り続ける時間が増えてしまうのです。

私が活動をはじめた頃のノンソムブーン療養所では、回復者の義足の改善が進んでおらず、同じ義足を長年使用することになった結果、自分の足と義足が合わなくなっている人を見かけました。また、足底の傷の自己治療を長期間続けていた人の患部が化膿したり、臭いがするようになったりして、自分の手に負えなくなるケースも多々ありました。そのような状態で医師の診察を受けると、切断することを告げられてしまいます。それをどうにかしたいと思った私は、義足を必要とする下腿切断を減らせないかと、考えるようになりました。

まず私が取り組んだのは、傷の治療に来ている人だけでなく、足底に傷がある回復者がどれだけいるかを調べることです。療養所の敷地は東京ドームの十一倍という広さで、その中に十四カ所に分かれた居住地があります。一人でも多くの状態を調べたいと考え、患者が少ない午後の時間帯に、各地区の集会所へ集まってもらうようにしました。そこで、個々の手足の傷の有無を見せてもらおうと考えたのです。しかし、それだけでは思うように人が集まりません。そこで、初回は血圧測定日、二回目は体重測定日と銘打ち、個々の測定直後にその人の手足を見せてもらって記録することにしました。この方法だと割と多くの人が集まってくれたのです。その時に見つけた傷の大きな人には翌日の外来治療を促し、診療所で手当てすることができました。

私がそれまでに得た知識や技術を用いて、看護師としてこのセルフケアクリニックを実りあるものにしたい、後遺症が進まない取り組みを通して、患者と関わることができたなら、それは看護師にとって非常に幸せなことであると私は考えていました。私が伝えることで、一人の患者が保護や予防の大切さを体感し、それを別の人に伝えてくれれば、さらに広げることができます。宮古南静園や邑久光明園で学んだこと、経験したことのすべてがあるから、タイ国へとつながったのだと感じています。

私の仕事は、手と足を洗い続けること

私がタイでしてきたことは何かと聞かれたら、迷わずこう答えるでしょう。

「ハンセン病回復者の手と足を洗い続けてきました」

足の変形がそれ以上進まないようにできる。適切な手当てで足底潰瘍も治る。足に合った履物で足を保護する。「そうすれば治る」ことを知らせ、患者自身に「治りたい」と思ってほしい！　その一心で活動してきたからです。

まず、患者に足の傷が治りにくいこと、足は立ったり歩いたりするたびに負荷がかかること、けれどケアをすることで傷は回復するということを知ってもらうことから、私の活動はスタートしました。

患部が悪化すると、長期にわたり療養をすることになります。ベッド上安静指示の入院であれば治癒まで三カ月ほどの時間がかかりますが、ギプス治療であれば一カ月

ほどで治癒に向かいます。ギプス治療をはじめた頃は、患者に半ば強引に治療することもあったかもしれません。体重負荷の軽減が回復を早めるため、興味深かったからです。

しかし、いくら治療をして安静指示を守り良くなったとしても、日常での生活習慣が変わらなければ、患部は悪化して炎症を引き起こすことを繰り返します。それに気づいた私は、患者に療養を強いることを止めることにしました。原因は末梢神経障害ですから、〝歩きながら治す〟方向に変更する方がセルフケアの習慣化を促す支援になると気づいたからです。

「洗い続ける」ことのサポートに加え、履物の大切さも伝えました。足に適した履物をはき続けることで、局所への荷重を分散させ、足の負担を軽減します。外履きの場合はスポーツシューズが適していました。患部の状態によっては、内装具をつけてから靴を履くと効果的です。しかし、これをタイで浸透させるのがとても大変でした。なぜなら、タイの田舎では、ビーチサンダルで歩行することがほとんどだったからです。

私たちが提案した靴下や履物に興味を示し履いてくれた人は、自分の手足に対する関心が高い人ばかりでした。しかし、そういう人ばかりではありません。手の変形があり、履物を装着しにくい人には様々な工夫をして、いかに関心を持ってもらうかに注力した時期もあります。

傷の治療は長くて三十分程度で終わります。あとの二十三時間半をどう過ごすかで、傷の回復度合いは変化します。抗生物質や他の薬剤の問題ではないことや、治療以外の時間に患部を清潔に保ち、保護することで、回復に向けての小さな変化が生じることを繰り返し伝えました。患者のほとんどが「傷は治らない」と思い込んでいますから、最初はなかなか受け入れてもらえませんでした。しかし、徐々に良くなる人が現れ、治らないはずの患部が回復する様子を患者同士で確認することができるようになりました。

小さな変化を伝え続ける

私のしたことは、極々シンプルで簡単なことです。

まず、小さな変化を見逃さないよう、患部を記録する。記録をもとに昨日の状態と今日の状態を比較し、その小さな変化に気づいてもらう。変化が起こっている、ということを認識してもらう。そうすると徐々に患者のモチベーションが上がり、セルフケアの習慣化につながります。

変化がもたらす効果は絶大ですので、記録にも工夫を凝らしました。たとえば、傷のある部分に固めのプラスチックをかぶせ、傷の状態をマジックでかたどります。次回のケア時に、それをもう一度傷に被せ、前回との変化を観察してもらいました。途中から患部を写真に撮るようになり、最近ではスマートフォンを使って記録しています。時には患者の家族にも見てもらい、一緒に変化を確認します。それに加えて、なぜこのセルフケアが必要なのかを何度も何度も、言葉を変えて説明し続けました。

このどれもに時間がかかりますし、看護側も患者も根気が必要な作業です。しかし、「治らない」という思い込みを覆《くつがえ》すには、この方法が適していると私は考えていました。「治る」ということを知らせ、患者本人に「傷を治したい、治りたい」と思ってほしい。いろいろな視点から考え、どうしたら患者が「そうだな」と思えるか、うなずける言葉を探し続けました。何より、まずは私がやって見せる。そこから、自分の足が良くなることを実感してもらう。その思いで、私は活動を続けてきたと考えています。

最初から上手く行ったことは少なく、むしろ失敗とも思えることがたくさんありました。しかし、私がタイに来させてもらえたということは、その活動の時間や機会を与えてもらえたということです。だからこそ、私が先に諦めるわけにはいきません。ここでもまた、過去の経験が生きました。

無理せず、自分のできる範囲でやり続けること。起こる出来事から前の自分の状態と比較し、小さな変化を見つけること。そうすることで、私は毎日起こる小さな変化を楽しみにし、ワクワクしながら活動することができたのです。

これは、看護にも共通する事柄です。患者が現状を把握することができれば、小さな変化に気がつくことができるようになります。変化を楽しみにすることができるようになれば、ワクワクしながら次の変化を待つようになります。そうすると、患者も看護師も楽しくなり、おもしろくなるはずです。

大切なのは、看護師も患者も無理をしないことです。それを楽しみ、ワクワクしておもしろがることができれば、物事を継続することができます。

気負わず無理せず、できない自分を受け入れ許しながら、ワクワクすることを見つけていきましょう。

タイでの暮らし

タイは、最初の訪問時から、「行けたらいいな」と思っていた国でした。タイでの活動をはじめて、思い通りに行かないことがあっても、しんどいと感じたことはありません。自分が来ることを望み、それを叶えてもらったので、逃げるわけには行かないと考えていたこともあるでしょう。それに、与えていただいた機会をつなげ、タイで二十八年間活動できたことは、私にとって大変に幸せなことでした。私をタイにつなげてくれた方がいたからこそ、実現したことです。「感謝しかない」というのが正直なところです。

それにタイは、私にとって大変生活しやすい国だったことも幸いしました。食事が美味しいけれど、日本と異なる慣習や文化を持つ国であることは最初から承知していました。国が違うということは、価値観や慣習も異なるのが自然ですから、最初から「相手と自分は違う」と捉えることができ、自然に違いを受け入れることができました。住む場所の慣習や文化に適応しながらも、自分が受け入れられないと感じたことは間を置き、遠くから眺める姿勢を持つ……。長期にわたり、タイで暮らしたおかげで、「適応しながら、自分に無理なく暮らしていく」という術を身につけることができたと感じています。

タイにいると、「日本人らしく」という思いから解放されることも居心地の良さに影響していると思います。私は日本にいると、「日本人らしくしないといけない」と無意識に考えてしまい、常に体に力が入ってしまいます。それを気にしなくていいタイでは、私は無理なく自然体でいることができます。

「無理なく遠くから眺める姿勢」―これは私がタイで身につけた心がけです。生まれ育った地域とは異なる環境が与えてくれたものは大きいと感じます。どこまで受け入れて、どこまで受け入れないのか、それを決めるのは他の誰でもない、自分自身であるということを意識すると、判断や主張することができるようになりました。

二〇二二年の日本は、いろいろなことが起きました。コロナ禍の影響を受け、国力の低下が明確になったともいわれます。しかし、世界から見ると、日本人がいるのは〝温室〟でしょう。温室で育って来たから、その環境はあって当たり前だと思うかもしれませんが、世界に目を向けると、決してそれが当たり前でないことは一目瞭然です。また、島国であるがゆえに、日本人はみんな同じ価値観を持ち、常識は一つだと考えがちです。しかし、世界から見ると、日本の常識がたちまち非常識に変わることはめずらしくありません。

東北で生まれ育った私は、沖縄県や岡山県で暮らし、今はタイにいます。住む世界が変わるたびに、自分自身も変化をし続けて来たと感じています。これは私だけの力では成し得なかったことであり、つながりがもたらしてくれた恩恵があったからこそ。私を導いてくれた数々のつながりに心から感謝しています。

第三章　「ボランティア看護師」と呼ばれて

杞憂に過ぎなかった渡航前の不安

一九九〇年の渡航前、私はタイに派遣されていた前任者二人からタイについての情報をもらうことができました。最初にタイに派遣された介護ボランティアは、タイに到着した際にすでに荷物が開けられ、自分の衣類等が勝手に配られていて驚いた、と話しました。また、二人が口をそろえて言ったのが「水の苦労」です。

タイに限らず、水道水をそのまま飲めたり、調理に使ったりできる国はほんの一握りです。蛇口から出る水をそのまま使ってもほぼ支障がないのは、世界から見ると稀《まれ》なこと。しかし、その稀なことが日本では当たり前ですから、その感覚のままで諸外国に行くのは大変危険です。

タイは、上下水道の整備は進んでいる国ではありますが、水質については日本ほどよいわけではありません。タイでは、飲用や調理に使う水もミネラルウォーターを使うのが普通。「水＝買って飲む・使う」がタイの水事情です。

前任者の派遣地は、タイの中でもラオスに近く、インフラの整備が進んでいるとは言い難い場所でした。特に水の確保は大変な苦労をされたようです。自分もそのような苦労をするだろうと考えた私は、特に水と安全の確保に対して少し不安を抱きつつも、覚悟を持ってタイに渡ったのですが、それは私の杞憂に過ぎませんでした。なぜなら、私をタイに派遣することが決まった時点で、どうしたら私が働きやすく過ごすことができるかを周りが考慮し、それに見合った場所に派遣されたからです。

タイに渡ったのは、七月。渡航の翌日から約一年はバンコクに滞在し、タイ語学校で学ぶことになりました。すでに宿泊のホテルも用意され、そこから学校に通えるよう手はずが整っていました。また、タイ語学校の教師がいろいろな準備を手伝っていただいたのですが、聞けば、藤原先生が事前に依頼されていたそうなのです。これは本当にありがたいことでした。私一人では、ここまでスムーズに行動できなかったでしょう。タイで暮らすにあたり、まず注意した方がいいことをタイ語学校の教師が授業の中で教えてくださり、チャンタミット社スタッフもていねいに教えてくださいました。用意されていたホテルの環境を懸念したスタッフが、手を尽くして新しい宿泊先を見つけてくれたのも、大変に感謝していることです。

私はさまざまな人のサポートを受けながら、タイでの生活をスタートしました。

バンコクでの暮らし

タイ語学校の授業は、朝七時五十分からはじまります。一時間目は前日の復習、その後二十分の休憩があり、九時からの三時間に新しい内容を学び、午前十一時五十分に四時間の授業が終了します。

タイ語学校で最初に教えてもらったのは、「洪水・トゥクトゥク・小型の緑色バスに注意する」ということです。

タイでは日常的によく洪水が発生します。タイの道路の大部分は、水はけがよいとは言えず、下水の処理能力も大きくはありません。しかし、雨季には尋常ではない降水量のスコールに見舞われてしまいます。晴天がにわかに曇りはじめ、風が出て急にスコールになり、そこからわずか一～二時間で洪水が発生、河川の氾濫や道路の陥没につながることも少なくありません。

もし洪水が発生したら、安全な場所に移動し、水がおさまるのを待つのがいいのです。あらかじめ洪水になりやすい場所を知っておくことも大切です。

トゥクトゥクは、車輪が三つあるバイクと自転車が合わさったような造りの乗り物です。小回りが利き、狭い道でもすり抜けて走ることができるため、タイでは欠かせない移動手段のひとつでした。気軽に利用できますが、だからこそ注意する必要があります。運転が荒い、法外な金額を要求されるなど、トラブルになるケースが後を絶たないからです。小型のバスも同様の理由で、一人で行動する際の利用は避けるようにしています。最初に伝えてもらったこの注意をしっかりと守ったおかげで、これまで何事もなく安全に暮らすことができました。

渡タイ前に、藤原先生がテキストを譲ってくださったので、それを使ってタイ語の学びを進めました。テキストは藤原先生がご自身の学びで使われたものです。熱心に学ばれたことがわかる痕跡を見ながら私は思いました。

「五十代の理事長が、このテキストでタイ語をマスターされたのだから、三十代の私はもっとしっかりやる必要がある」

ですから、「予習・復習」を欠かさずしました。それまでの私では考えられないことです。これは無理にそうしたわけではなく、教師が絵を描き写真を見せるなど工夫しながら何度もタイ語を繰り返し教えられたので、私でも学べるという気持ちになり面白さがわきました。もちろん、なぜ自分はタイに来ているのか、タイ語をなぜ学ぶのかの目的が明確であったことや、周囲にどれだけ助けられてこの時を過ごしているのかの自覚があったから、継続できたのだと今は考えています。これだけ集中し、継続しながら学んだのははじめてでしたが、自ら望んで取り組んだからでしょう、疲れやつらさはほぼ感じませんでした。

しかし、急激に環境が変わった影響でしょうか、タイで生活しはじめて三カ月ほどしたら、私はなぜか痩せたのです。体重は五キロ減。私自身は元気で何も変わっていないつもりでしたが、藤原先生が心配してくださり、少し学校を休むようにと助言をいただきました。思えばこの時期にタイ語の文字を学びはじめ、それに苦戦していたので、知らず知らずのうちに少し無理をしていたのかもしれません。藤原先生の助言をありがたく受け入れた私ですが、タイ語の学びは継続したいと考えました。そこで、マイペースでできる個人レッスンをお願いし、少しペースを下げながら勉強を継続することになりました。

学校に通いはじめて数週間後、タイ語の勉強に力を貸してくれる人が出てきました。金曜の午後に、チャンタミット社の理事をしているタイ人の夫婦が私の住むアパートを訪ねて来て、自分たちの家に来てタイ語を勉強しないかと誘ってくれたのです。その日から、彼らは毎週末自宅に招待してくれ、食事をともにしながらタイ語で会話をする機会を作り続けてくれました。もう一人、大阪大学（日本）でハンセン病の治療をされたタイ人も、何かと手を貸してくれました。日本語が流暢な人だったので、日本語を話したいと思ったら、日本語で会話を楽しんだものです。

彼らが親身に関わり続けてくれたからこそ、私はタイ語習得に向け根気強く学び続けることができたと感じています。

タイ語学校には、さまざまな国の人が在籍していました。フィリピンなどの近隣諸国から来ている人、西洋人も多かったです。

学校で、私ができるだけしないよう心掛けていたのが、藤原先生の助言でもあった「日本人だけで話をする」ということです。外国語を学ぶのは大変です。それに加えて、母国語で会話ができない状態が続くと、気持ちが不安定になることも出てきます。

また、言葉が通じないと、日常生活でも不自由な思いをすることが増えてしまいます。特に、感情や気持ちを吐露したいときは、日本語で話したいと強く望むことがあります。しかし、それに甘んじてしまうと、タイ語は身につかないと気づいた私は、日本人だけで話をする機会を作らないように意識し行動していました。

それもあり、バンコクで過ごした期間のほとんどを、タイ人とともに過ごしました。タイ人に囲まれ、親身に助けてもらいながら過ごしたおかげで、バンコクの暮らしになじむのにそれほど時間はかかりませんでした。

当時、私は三十六歳。タイに行く前、今よりも年齢を重ねたらもう外国語の習得は無理だろうと思ってタイへの渡航を決断したわけですが、それは私の思い込みに過ぎなかったと感じます。「やりたい」という意志さえあれば、何歳から挑戦しても遅くはありません。自ら条件をつけて可能性を否定するのではなく、やりたいのであれば挑戦し、それを一生懸命に継続し続ければいいのだと今は思います。

価値観や習慣の違い

バンコクで生活するようになり、次第に価値観や習慣の違いを感じるようになりました。最初に驚いたのは、タイ人の食事量です。タイ語学校の隣にはバンコククリスチャン病院があり、この中にある食堂で教師や生徒は昼食をとるのが常でした。初日に教師たちに連れられ、私もこの食堂に行ったのですが、その時に教師たちが食べたのは一五バーツのヌードル。私が驚いたのはヌードルの量で、日本のラーメンの四分の一程度しかありません。しかし彼らは、これだけ食べて昼食を終えたのです。あまりの小食ぶりに驚いたのですが、彼らはそのあと路面店で売られている果物やお菓子を購入して食べるではありませんか。

実は、タイ人は甘いもの好きが多いことで知られます。タイのコンビニエンスストアなどで売られているペットボトル入りの日本茶にも砂糖が入っているほどで、「甘いもの」の摂取量は日本人を大きく上回るでしょう。これも、暑いタイならではの特徴であり、風土が生み出した味覚といえるかもしれません。

また、前述したように水についても、その使い方は日本とまったく異なります。飲料水や食器を洗う水に十分に注意を払うのはもちろんですが、さらに気を付けたいのが、お店で出される水です。特に庶民的なお店で出される水は、タイ人でもお腹を壊すことがあるそうで、飲むのは避ける方が無難。あらかじめ自分で準備した安全な水を今も持参しています。また、氷を使ったメニューや、むいて売られている果物も控えてきました。これについては、日本を出国する際に、空港内の検疫所関係コーナーに案内パンフレットがありますので、それに則《のっと》り過ごすことをおすすめします。また貝類も食べない方がいいと聞き、避けています。安全とされるのが、いつでもどこでも手に入るバナナだと思っています。またヌードルなどの加熱したメニューも比較的安全と思ったので、私は食べてきました。

日本にいる間、私は食事や水についてほとんど意識したことがありません。日本は生食できるものが多く、日本各地の水道水を飲んでお腹を壊すということもほぼありません。生まれ育った環境がそうだと、水は安全なものであり、それが当たり前と思い、疑うことすらしないでしょう。しかし世界に出ると、水が常時安全に使えることは希有なことであると思い知らされます。

タイは日本に比べると、何かと「緩《ゆる》い」傾向がある国です。この「緩さ」にはよく翻弄されました。

当時、私は徒歩でタイ語学校に通っていました。学校までは歩いて二十分程度だったのですが、ある日の通学途中に雨が降ってきたのです。傘を持っていなかったので、私は足を速めて雨にぬれながら学校に着いたのですが、その時の出席者は半数にも満たず、先生はまだ来ていない状態。日本ではありえないことですから、あぜんとしました。そういえば、私が速足で歩く道中、ところどころで雨宿りをしている人を見かけました。当時のタイでは「傘を持つ」「帽子をかぶる」という習慣が根付いていなかったため、雨が降ったら無理せず雨宿りをするのが彼らにとっては普通。雨で歩けないのだから、時間に遅れるのは当然という考え方だったのです。それが二時間の遅刻であっても、誰一人怒りません。彼らにとっては怒ることではないのです。

あぜんとしながらも、私は思いました。「無理しなくていいんだ。無理やり急がなくてもいいんだ」と。時間や期限を守ることが「できて当たり前」の日本とは真逆です。しかしこの緩さに、「ちゃんとしなきゃ」と思って緊張しがちな私はずいぶんと救われました。

また、チャンタミット社のカンチャナ先生、藤原先生がタイのハンセン病対策局の人と会うことになった際も、タイの緩さに戸惑いました。相手は要人ですから、粗相のない様にしなければと私は緊張していました。しかし当日、約束の時間になっても迎えが来ません。こちらは時間を気にして慌てるものの、連絡手段がないため、ひたすら待つしかありませんでした。結局迎えが来たのは、約束の時間から二時間後。しかも、遅刻したことを謝ることがないのです。

タイでは、二時間以上待つのはざらなこと。遅刻に対して怒ることもなければ、文句を言われることもないようです。もちろん、時間に遅れるという連絡はしません。それがタイの「当たり前」です。

これに慣れるのには少々時間を要しましたが、宮古島でも同じようなことがあったため、そこまで大変な思いをするということにはなりませんでした。

少々の戸惑いはありながらも、タイの人に守り支えてもらった私は、無事にタイ語学校での学びを終えることができました。そして一度日本に戻ったあと、長期渡航の準備をして再びタイへ渡ったのです。バンコクでスムーズに暮らすことができたからこそ、すんなりと次のステップに進むことができたと感じています。

コンケンでの暮らし

　バンコクのタイ語学校を経て私が派遣されたのは、タイの東北部（イサーン）地方にあるコンケンです。バンコクからは車で約七時間程度のところに位置しており、東北部では二番目に大きな県。総合大学があることから若者でにぎわう街として知られ、ミュージアムが点在しています。以前、次々と恐竜の化石が発見され話題になったこともありました。気候は年間を通じて温暖で、観光地としても発展しています。

　私の前任者である二名が派遣されたのはコロニー（定着村）でしたが、私は国立ハンセン病療養所（東北部のセンターを担う）で働くことになりました。療養所があるコンケンの空港に着いた私を出迎えてくれたのは、なんと救急車です。勤務先の国立ノンソムブーン療養所（現名称はコンケン県立シリントン病院）のスタッフがわざわざ空港に迎えに来てくれたのですが、その時に乗っていたのが欧州で使われていたであろう昔の救急車だったのです。当時のタイは、まだ自動車産業が活発ではなかったので、他国の古い車を自家用車や社用車として使うことが多かったのですが、それがたまたま救急車だったというわけです。

生活の場所として貸与《たいよ》されたのは、職員宿舎として使われている一軒家でした。比較的水道が整っており、水の蛇口は四カ所。スムーズに水を使うことができ、安堵しました。なぜなら私は、水と安全を確保できるかどうかをとても懸念していたからです。職員宿舎は安全面も整っており、建物の中にいさえすれば安心して過ごすことができました。水と安全の確保ができれば、あとは自分の考え方次第で生活を楽しむことができます。この時点で、生活に対する不安はほぼなくなりました。翌日、病院の職員と私は中心街へ出向き、早速フライパンとガスコンロを購入し、コンケンでの生活がはじまりました。

中心街は車で二十分くらいのところにあります。職員宿舎の周辺には買い物をできる場所がないため、毎週土曜日に、給食の買い出しに行く施設の車に同乗し、買い物に行くのが私の習慣になりました。スタッフが買い出しをしている間、私は徒歩で市内をめぐり、次の週に必要なものを買い足します。買うのは主に食品と日用品です。衣類は三枚もあれば十分に過ごせますから、頻繁に買い足す必要はありません。寒いとされる季節も、重ね着でしのぎ、それ以上の寒さになれば雨戸を閉め切りましたが、タイ人は焚き火で温まっていました。

少し工夫が必要だったのは食材です。一キロ単位での販売がほとんどのため、一人で消費するには多いのです。しかし、これにより食材を使いまわすことを覚えました。日本のような便利さや快適さはありませんでしたが、だからこそ工夫できるようになったと思います。

コンケンでも、タイ人にとても助けられながら過ごしました。教会の牧師をしている二十代と三十代の若いご夫婦が、ある日私を家に誘ってくれました。食事を振る舞い、ごちそうしてくれるというのです。当日、家に伺うと、お鍋の中に見えるのは骨がほとんどで、私は驚いてしまいました。聞けば、私のために飼育していた鶏をさばいて調理してくださったのです。その気持ちがとても嬉しく感動したのですが、一方で少し戸惑ってもいました。骨周りの肉が美味しいからと、骨付き肉を出していただいたのですが、肉はほとんど目につかず、骨ばかりのように見えたのです。魚や野菜を食べて育った私にとって、骨付き肉はなじみがないもの、おそらく骨付き鶏肉を目にしたのはこの日がはじめてだったと思います。

タイの東北部の主食は白米ではなく「もち米」です。最初は少し戸惑ったものの、籐の入れ物に入れたもち米を昼食用に持っていき、副食はどこかで買うという生活スタイルがすぐにでき上がりました。

このようにして、コンケンでの生活に少しずつなじんでいきました。コンケンで生活するのはもちろんはじめてでしたが、まったく知らない場所に行ったという感じはしませんでした。それはチャンタミット社の関係者がいて、何かと親身になり私に関わってくれたからでもあります。同時に、そこの自然環境とそこで暮らす回復者の人たちの雰囲気が、宮古南静園の人たちに似通って見えたからでした。

タイの文化や習慣に触れて感じたこと

国立ノンソムブーン療養所の敷地は広大で、一説には東京ドームが十個以上入ると聞きました。その広さだと、徒歩で敷地内を移動するにもけっこうな時間がかかりますので、ほとんどのスタッフは自動車かバイク、自転車を使います。

私は自転車に乗ることはできますが、サイクリングは慣れていません。そのため、移動は徒歩を選ぶことがほとんどでした。私自身は歩くことが好きなので、むしろ喜んで歩くのですが、タイの人たちは徒歩移動の私を見かけるたびに心配してくれるのです。車で移動する人は、必ずといっていいほど、同乗するようにと言ってくれました。誰か一人というわけではなく、ほとんどのスタッフがそうでしたから、おそらく国民性もあるのでしょう。タイ人は、全般的にとてもフレンドリーで気さくです。日本の東北で生まれ育ち、自己表現をしないことが普通と思って育った私には、彼らの親身でフレンドリーなところが時にまぶしく感じ、なぜそんなに私を気にかけてくれるのか不思議に思うこともありました。

タイ人は、大人同士でも手をつないで歩くほど、人と人との距離感は近めです。友だち同士で腕を組んだり、手をつないで歩いたりするのが常で、あらゆる世代がそのようにして人と接するようです。困っていそうな人がいれば、何かできることはないかと自ら申し出るのがタイ人の「普通」。タイ人は〝お世話好き〟の傾向がありますので、面倒見の良さも抜群です。タイの人たちにとって、人助けをするのは〝やって当たり前〟のことなのです。彼らのサポートがあったからこそ、私は安全かつスムーズにタイの暮らしに溶け込むことができましたから、お世話好きなタイ人の気質に心から感謝しています。

タイは、日本と比べると、とてもおおらかで楽天的な国風といえます。タイ人気質を語るうえでよくいわれるのが「マイ・ペンライ」ですが、これは「気にしない」「大丈夫」という言葉を意味するタイ語です。タイ人はこの言葉をよく使います。基本的にタイ人は相手や自分の失敗を気にしません。気にしないように意識しているのではなく、根本的に気にならないというのが近いでしょう。タイ人は穏やかな国民性ですので、争いを好まないといわれますが、その国民性ゆえに「マイ・ペンライ」が浸透しているとも考えられます。

反面、その気質ゆえに、時間やルール、規則が守れないという側面もあります。宮古島で過ごした経験のおかげで、ほとんどのことを楽しみながら受け入れ、適応してきた私ですが、タイに来て、これは適応できないと感じたことがいくつかあり、その中のひとつが、衛生面のことです。

赴任した当時の田舎では、タイ人は基本的に手でご飯を食べていました。そのため、大皿料理などには、食材を取り分け用のスプーンなどがついていることがほとんどです。私が困ったなと思ったのは、その取り分け用のスプーンを使って食べ物を口に運び、食べるタイ人がいたことです。それでは取り分け用のスプーンの意味がありません。困ったことに、医療従事者の中にもそうやって食べる人がいました。いくら信頼しているスタッフといえど、相手が使ったスプーンやフォークでご飯を食べるのは私にはとてもできないことでした。衛生面について専門知識があるはずの医療従事者でもそうしてしまうので、一般の人たちはさらに抵抗がないのでしょう。

また、情報共有や連絡についても、タイ人は自ら積極的にするということがありません。これは意識して共有や連絡をしないというより、大らかであるがゆえに、そこに意識が向かないのだと私は思っています。予定変更が生じても情報共有されませんし、タイ人の多くは個別配布の予定表でも見ることをしませんので、予定通りに事が進むことは少ないと感じます。しかし、予定通りでないことにイライラするのは日本人の私だけ。タイ人はイライラすることも焦ることもなく、とても楽しそうに過ごしています。

「立つ鳥跡を濁さず」ということわざがありますが、この言葉の大切さを感じるようになったのも、タイに来てからです。「立ち去る者は、あとが見苦しくないようにすべきであるということ。退きぎわのいさぎよいことのたとえ」として、戒めの意味を持つ言葉ですが、これは本当に大切なことだと改めて思っています。

タイに来てから、あと片づけをしない人の多さに驚きました。やりっぱなしで帰ってしまう人が多く、あと片づけをするのが当たり前と思っていた私は、戸惑うばかりでした。

あるとき、私はふと思いました。なぜ自分はあと片づけをするのが当たり前になっているのだろう、と。思い返していくと、やはり幼い頃に受けた教えやしつけの影響がありそうです。「次に使う人のことを頭に置いて動くように」と口頭で注意されたのを思い出したのです。本書を読んでくださっている人の中にも、「立つ鳥跡を濁さずだよ」と言われたことがある人もいるのではないでしょうか。このように口頭で注意され続けたからこそ意識するようになり、それがいつのまにか習慣化して、身についているのだと改めて感じ、人から注意されること、人に注意をすることがいかに大切かを実感するようにもなりました。

「食事の前に手を洗い、手を清潔な状態にしてから食べる」というのも同じです。「清潔」という概念が身についている日本人が多いのは、これも学校教育や親のしつけに一貫性があり、それを国がしっかりと国民に浸透させているからでしょう。日本人の思う「清潔」は、世界から見るとやや過度な面もあるのかもしれませんが、だからこそ安全で清潔に暮らすことが習慣化され、根付いているのだと思います。

タイ人の「清潔」は、日本人の私からするとやや甘いと感じることがほとんどです。タイでは一日二回の水浴びを推奨していますが、タイ人の水浴びは、数分水を浴びるだけで終わるように見えます。なぜ水浴びをするかというと、体の汚れをとり、清潔を保つためですが、汚れが落ちていることを確認するタイ人は少ないようです。手指を洗うのも同じです。お手洗いのあとに手を洗う人はいても、食前に手を洗う人はほとんどいません。食後に手を洗う人も多くはありませんでした。いずれも、タイ人が「手を洗う目的」を正しく認識しておらず、それを知る機会があまりなかったことが原因でしょう。

しかし、コロナ禍を経て、タイ人に「清潔」の概念が根付き始め、「洗う」の意味と目的がしっかりと浸透しました。これはコロナウイルスがもたらした恩恵のひとつといえます。

場所がちがえば、生き方や価値観が異なるということは宮古島でも経験しましたが、タイではそれをさらに強く感じました。どちらが優れているということではなく、一長一短。長所と見える面の裏には、必ずそれに関連した短所があるもので、それはどの国も、どの国民も必ず当てはまると言っていいでしょう。

異文化で楽しく暮らすために大切なのは、自分にとってマイナスになりそうなことと距離を置くこと。受け入れるにしても、無理なくできるかをしっかりと自分に問い、決めるのが賢明です。もし無理だと思ったり、自分の許容範囲を超えると感じたりしたら、明確に線引きをして、自ら距離を取るようにしてきました。無理をすると、それはたちまち苦痛なものに変わってしまうからです。そうなると継続はかなり難しくなってしまいます。これは誰もが同じだと私は思います。

タイで暮らす時間が長くなった私は、いつのまにか日本人の中に入ると、日本の価値観や慣習に合わせなければと思うようになりました。タイに長く住み、タイの価値観や文化になじんだからとも考えられますが、おそらく私は、タイに居心地のよさを感じているのです。

また、タイ人にとって、私は「外国人」。タイ人らしく振る舞うことを要求されることはありません。日本にいると、どこか「日本人らしく」を意識してしまう私は、この「外国人」という立ち位置も、楽に感じています。

言葉の壁があるからこそ、素直になる

私の話すタイ語が、タイ人に通じていると感じ始めたのは、コンケンでの生活がはじまって三年目を過ぎたあたりだったように思います。タイ語圏で生活をすると、すべてのインプットとアウトプットがタイ語になり、タイ語が生活言語（日常で使うメインの言葉）として定着します。しかし、タイ人が話すタイ語のスピードについていくことや、タイ人のようにタイ語を操ることはなかなかできませんでした。特に、五声の区別と単語の最後につく子音の聞き取りには苦労しました。

日本語の声調は数種と思いますが、タイ語は五種あります。「あ」をどの声調で発音するかによってそれぞれの意味は異なります。また、子音には有気音と無気音があり、似た発音をする単語がたくさんあります。末子音は小さく発音することがほとんどですので、繰り返し聞いても、どちらの単語なのかを聞き分けることができませんでした。声調と子音の聞き取り自体がうまくできないため、使い分けもなかなか上達しません。それでも三年目にはどうにかどこを直してくれているか聞き取れるように

なったのですが、今になって、私のタイ語を聞き続けてくれた人がいるからこそ身についたということに気づきました。私が話すタイ語が間違っていると指摘し、正しい言葉を教え続けてくださったタイ人に、とても感謝しています。

コンケンに着任して三カ月が過ぎた頃に、「話し切れていない何か」を自分が抱えていることに気づきました。気持ちが悶々とすることが続き、日本語で話す機会がないから、そのような状態になったのではとも考えたのですが、実はそうではありませんでした。原因は、伝えたいことや、気持ち、抱えた思いをタイ語では伝えきることができないと自分が思い込み、伝えきれずにいたことです。知らず知らずのうちにそれが積み重なり、吐き出したという思いに浸れなかったというわけです。

当時のタイでは、携帯電話が普及しはじめていました。タイは、回線不足が原因で固定電話があまり定着しなかったため、携帯電話の普及スピードはとても早かったです。私は施設の宿舎ということで特別に電話回線を引いてもらい、早めにインターネット接続ができて、日本との連絡は便利になりましたが、外出時の対応に困り、携帯電話を手にしました。

私の携帯電話の使いはじめは遅かったのですが、この携帯の購入から現在の四機種目までの手ほどきとフォローを続けてきてくれた病院の職員がいます。私が職場とする三代目の理学療法士ですが、彼女は私のつたないタイ語にていねいに耳を傾けて聞いてくださったので、いろいろな相談ができます。私が困ったとき、とても頼りになる助け手でもあり、二十六年の付き合いの中で私が「私の後見人」と呼ぶ女性です。彼女は私の日本式タイ語に早くから慣れ、理解が早く、今でも頼りにしている一人です。

もちろん、カンチャナ先生はタイ国への私を受け入れてくださった姉妹団体の責任者であり、当初から私の一番の理解者でもありました。何かあるとカンチャナ先生を訪ねて、話をしてきましたし、今も直接会って話すことを続けています。チャンタミット社に関わるスタッフやタイ語の教師などの親しくしてくださったタイ人がいたので、私は彼らに気持ちを打ち明けるようになりました。私の拙いタイ語に懸命に耳を傾け、私の話す内容を理解しようと努めてくださった人たちのおかげで、私の気持ちは次第に軽くなり、タイ語でどうにかコミュニケーションが取れるようになりました。思えばそうやって、私はいつも周りに助けられ、ここまで歩んで来ました。感謝以外にありません。

人は思うより優しく、親切です。一人で気持ちを抱え込み、自分の力だけで解決しようなどと思う必要はありません。なぜなら、人はそうやってつながりを持ち、人と人との関係の中で支え合って生きていくから〝人間〟なのではないでしょうか。

そして、誰かから優しくしてもらったら、今度は自分が他の誰かに返していくことで、それがまた新たなつながりを生みます。そのようにして少しずつ輪を広げていくのもいいのではないかと私は考えます。

二〇一九年九月、私はコンケン県立シリントン病院での業務をいったん終えました。現在六十代ですが、今できる活動を通し、若い世代の人たちと変わらず交流しています。また、公私ともにサポートしてもらえる知人に恵まれ、今も彼らから多くのことを学ばせてもらっています。このような環境にいられるのは、看護師という仕事や好善社の活動に携わっていること、何よりタイという国で暮らすことができたからでしょう。

もし日本で暮らしていたら、もし好善社の活動に参加していなかったら、私はもっと年老いた暮らしをしていたかもしれない。そう思うと、今の環境にいられることは、さまざまなつながりが生んだ奇跡だと感じます。

タイに行くことを自ら希望し、それを叶えてもらって、今に至ります。タイのことを知りたいと思った私は、さまざまな場所を訪れました。いろいろな行事に参加させてもらったりしながら、タイという国のことを少しずつ知っていきました。タイで暮らす中で、大変だと感じたこともありますが、タイはとても魅力的な国です。何より、私という人間に合っていると感じます。

違う国で暮らすということは、違う文化に入るということです。自分が当たり前だと思っている習慣や価値観が当たり前ではないと気づかせてくれたのは、タイで暮らすことを通し、違う文化に触れたから。おかげで視野や視座が広がったと感じています。

日本に戻ったとき、私が楽しみにしているのは湯浴み（浴槽）です。安心して温かいお湯につかり、心身ともにリラックスしながら過ごす時間は格別です。タイで水浴びをするたびに、私はしあわせを感じてきました。安全な住居で水を自由に使える環境に恵まれていること、一人で水浴びができる体調とその時間があることのぜいたくさを噛みしめています。

タイに来て、水が出ることや安心して水を使えることは、決して当たり前ではないことを知りました。水を自由に使えることは、とても豊かなことなのです。これも異文化で暮らしたからこそ手にした価値観でしょう。

今この瞬間にも、水を探し求めている人が世界のどこかにいます。家がなく寒さで震えている人、自然災害により家を失った人、戦火におびえながら今という日を過ごしている人……。そのように過ごさざるをえない人たちがいることに思いを巡らせない日はありません。

目立たない生活とは

タイでタクシーに乗ると、必ずと言っていいほど聞かれることがあります。「あなたは日本人？　それとも台湾人？」

タイはラオスやカンボジアなど複数の国が隣接しており、外国人の出入りが頻繁です。そのせいでしょうか、姿や格好で、どこの国の出身かを判断されるのが常です。言葉を交わす前に服装や動きで判断されることがほとんどでした。

タイは親日国で知られていますが、残念ながらそれを悪用した犯罪が起きているのも事実です。かつてのタイでは、傘や帽子を持っていると目立ちました。それらのアイテムを持つタイ人が少ないため、外国人だと判断されるからです。そのため、私は目立たないように生活することを常に意識してきました。

目立たない格好と行動を心がけ、慣れない所で一人で行動する際は、より安全と思われる乗り物を選び、危険といわれる場所には行かない。夜間は外出しない。鍵をかけていなければドアを開けてもよいと受け取られるので、必要な戸締りを確実にする。これらのことを心がけていれば、ある程度の安全は確保できるように思います。安全に暮らしたいなら、危険な目に遭わないよう、自分で工夫をすることがとても大切だと私は考えます。

「日本人は温室で育ったことに気がついていない」。そういわれることがあります。タイで生活していると、日本の治安の良さに驚きます。日本でブランド物を持ち、目立つ格好で歩いても危険な目に遭うことはほとんどありませんが、タイでは危険を呼びこんでしまいます。日本では注意を払う必要がないことも、タイでは警戒しなければなりません。

日本の治安の良さは世界でもトップレベルであり、それゆえ、日本人はどうしても危機意識が低くなりがちであることを、日本人はもっと意識する必要があります。

文化の違いやその国のルールを理解したうえで、自分の身は自分で守ることを意識し、できる工夫をしながら暮らすことは、相手の文化を尊重することにもつながります。タイで暮らすのであれば、特にタイ人の忠告には耳を傾けることです。そうすることで、自分だけでなくあなたに関わってくれる人たちを安心させることができます。ルールや忠告を守ることは、周りにいてくれるタイの人を守ることでもあるのです。私はタイ国での長期滞在ビザ許可を得て、タイに住まわせてもらっている一外国人であることを忘れてはならないと考えています。

訪れる予定の国や地域のことをしっかりと調べて旅に出る日本人は多いですが、日本がどのような国で、他国とどう違うのかについて調べる人は極めてわずかのように思います。世界から見た日本の姿やイメージ、他国との違いを知ることは肝心なことであり、その知識の有無により変わることもあります。そして、それができてはじめて、本当に現地になじむことができるのです。相手のことを知り理解を深めるには、自分や自国のことを正確に知っておくことが欠かせません。

文化や習慣の違いについても、それはただ「違うだけ」のこと。その違いに「優劣」はありません。その意味を真に理解している人が増えたら、日本はもっと多様性に富んだ国になるのではないかと私は考えます。

多くの日本人がもっと自国に意識を向け、自国について知っていくことを、私は願ってやみません。

東北部の病院で二十八年

タイの東北部はコンケンをはじめとする二十県で構成されており、タイで最も広大な地域です。タイの人口の三分の一が東北部で暮らしており、隣接するラオスやカンボジアの影響から独自の文化や伝統を持っています。

バンコクなどの中心地に比べると、東北部は貧しい地域が多く、インフラの整備が追い付いていない場所もあります。特に水の管理体制が構築されていないのがとても残念です。水が豊富にあるがゆえに、その水を活用することに意識が向かないのかもしれません。資源はあるのに、それを活用する方法や手段を考えることがないため、それが発展の妨げになっているということがタイにはたくさんあったように感じます。

また、前述したように、タイ人は穏やかで大らかな反面、計画性や推進力が欠けがちです。計画を立てて実行に移し、目標を達成するということを教わる機会が少なかったことが原因ではないかと私は感じています。特に東北部はそれが目立ちます。

一九九一年から二十八年間、私はタイ東北部の病院に好善社から派遣された看護師としてその地で暮らし、一九九一年からはハンセン病の後遺症がある人たちのセルフケアクリニックに配置され、その保護と予防の実践を促すことに力を注いできました。東北部にも、必要な物品のワセリンや石けん等が国から配布されています。しかし、それをどう活用するかが十分に理解されていないようで、効果が見えていませんでした。対象者がその方法を理解して実践できる促しをする、その人材が不足していたのであろうと、私は思いました。

私はまず、手足に後遺症をかかえる彼らが、実生活でどのように自分で手当てをしているかを知ることからはじめることにしました。そのために、洗う水とその容器を準備して、私の前で彼らに手足を洗ってもらいました。これは、彼らが手足をどう洗うのかを知るためです。そこから、不足している部分を補うためにはどうすればいいかを伝えることにしました。

彼らに自分で洗ってもらったあと、今度は私が洗うのを見せました。まず、洗ったはずなのに、まだ残っている指と指の間にある汚れや垢を落とすのを見てもらいました。今度は、異常に硬い部分の有無を見ます。この硬い部分の正体は落とせなかった角質です。それを説明しながら、硬い部分があればそれを柔らかくするために、その部分を綺麗な水に浸します。抹消神経障害で足底に痛みを感じなくなっている人の胼胝は小石を着けている状態に似ていますから、それを擦り落とすことが必要です。もし患部の傷が深かったり、炎症を起こしていたりする状態なら、水に浸すことはせず、流水で綺麗に洗い流します。そのあと、水を吸わせた綿花などを傷周りにあてることで皮膚をふやかし、硬い部分を取り除きます。

十分な水がないと皮膚の汚れは落ちにくいですから、先ず水洗いをしてから手で石けんを泡立て、それから手足を洗います。綺麗な水で石けんを洗い流したら、皮膚が乾燥してしまう前に、保湿のためのワセリンを塗ります。末梢神経麻痺のある部分は汗腺の障害もあり、汗が出ないからです。後遺症のある人たちが水と石けんで患部を綺麗に洗い、ワセリンを使用すると、それだけで手足の状態が改善していきます。私はそれを彼らに知って欲しい一心でした。

同時に昨日と今日、今日と明日の状態がどのように変わるかも、自分の目で見てもらうようにしました。効果を体感すれば、なぜそれをするのかの意味が直接に伝わると思ったのです。

効果のある手当てこそが、状態を改善に導いてくれます。当たり前のように感じますが、これを真に理解している人は少ないかもしれません。手当ての方法は把握しているけれど、その手当ての目的が理解できていなければ、続けるうちに大切な部分を失念したり、いつのまにか手当ての方法が変わってしまったりということが起きます。実施した手当ては改善にどのように作用するのか、どのような変化を起こしながら改善に向かうのか、この点を体感してもらうことに時間をかけ、理解を促していきました。これはタイではじめて取り組んだことであり、私がタイに行って知り得たことです。日本にいる間は、これに気がつきませんでした。個々が何をどこまでできるかを見極め、できない部分だけを助けるということも、タイで取り組みはじめたことです。

一九九六年九月から、病院の活動の一環として、東北部の回復者村で巡回診療を実施しました。私はその看護師として活動に参加するようになったのです。巡回では、歯科診療を行うグループ（歯科医・歯科衛生士・助手）と、フットケアグループ（理学療法士・義肢補助具技工士・看護師）の各三名に運転手の七名でチームを組み、東北の村の集会場に集まった回復者への対応をしました。

病院に隣接する回復者村の人たちの手足の状態を見て、長期慢性潰瘍を皮膚癌化させてしまう人が多いことに私は気づき、それが問題ではないかと感じていました。しかし、傷が一般的な潰瘍なのかどうかは、長年傷を観察している医療従事者であれば、その経験値から、以前の傷とは違うから癌化ではないか？　と、変化を見抜くことができます。早く気づくことができれば、後遺症の悪化を未然に防ぐことができますから、巡回診療をその機会にするのは非常に有意義なことでした。

午前中に治療をしたら、午後は移動というスケジュールで四つのコロニーを五日かけて巡ります。この活動を年間に二回実施し、一九九六年から二〇〇三年までの七年間で行った巡回診療総数は二十一回になりました。伝えることは病院と同じ。適切に洗うだけで綺麗になり、臭いもしないこと、相応しい手当を続ければ傷は回復するということです。適切な言葉をその都度探しながら、何度も何度も回復者に伝え続けました。東北部でのこうした日々は、さまざまな経験と新しい発見、知識を私に授けてくれました。

また、大変なこともありましたが、うれしいこともたくさんありました。その中でも特に心に残るのが、同じチームで働く理学療法士が患者の足を洗うようになったことです。

フットケアチームが実施する足の処置は、患部の状態を見て個人記録を行い、それから治療をして、履物の計測や調整の必要があれば技工士に依頼をするというものです。これをチームみんなで取り組むわけですが、私の担当は傷の処置と、患者の足を洗うこと。お互いに自分の役割に専念していたわけですが、ある日ふと理学療法士を見ると、手足の麻痺した部分の筋力テストを終えた後に、なんと患者の足を洗っているではありませんか。汚れた患者の体を見て、何かを感じたのかもしれませんし、なぜ急に足を洗うようになったのかは、私にはわかりません。

しかし、その理学療法士の行動は私を驚かせると同時に、とてもうれしい気持ちにさせました。このとき私は、「洗えば綺麗になり傷は回復する」ということが医療スタッフの間に浸透しはじめたと感じました。これがきっかけとなり、傷のためのギプス治療や慢性足底潰瘍の患者に対するケア、履物のサポートも、理学療法士がしてくれるようになったのです。理学療法士は私がしていることを観察し、サポートしながら、一つひとつの仕事を着実に覚えて行ってくれました。私の伝えたいことが浸透し、普及していくのを直に感じることができた瞬間です。

「もう私はしなくていいな。私とつながっている人たちがこれを受け継ぎ、また違う人につないで行ってくれるはず」

そう実感した私は、つながりが生み出す力の大きさを深々と感じたのでした。

看護の魅力とは

「看護は、あらゆる年代の個人、家族、集団、地域社会を対象とし、健康の保持増進、疾病の予防、健康の回復、苦痛の緩和を行い、生涯を通してその最期まで、その人らしく生を全うできるように援助を行うことを目的としている。看護の実践にあたっては、人々の生きる権利、尊厳を保つ権利、敬意のこもった看護を受ける権利、平等な看護を受ける権利などの人権を尊重することが求められる」（日本看護協会ホームページ https://kango-net.luke.ac.jp/nursing/about/global_teigi/japan.html より抜粋）

これは、日本の看護の定義とされている内容です。看護の定義は、国や大学、医療機関によって異なりますが、各人が良い健康状態を生み出せるよう「援助すること」を指すのが大半です。

私が「洗う」ことを重視しているのは、体の汚れを落とすことでその部分の皮膚の力を十分に発揮できるようにすることです。洗うことによる気持ちの良さが精神的な意欲へ働きかけ、人間の回復力を引き出すということにつながるからです。「洗えば、傷は回復に向かう」ということを周囲に伝え続けているのも、結局は患者自身が自分でできるようにならないと意味がないと考えていることもあります。医療スタッフが私の真似をして、患者の足を洗い出したのを見て、「なぜそうするのか」の本質を理解すれば、周りは勝手に動いてくれることを知りました。そして、私が取り組まなければならないのは、手当ての目的とその本質を具体的に見える形で伝えていくことだと確信したのです。

また、治療をすれば傷は回復しますが、それでおしまいではないということを伝え続ける必要性があります。回復者の人たちの後遺症の原因は、末梢神経障害です。これは神経の再生が可能にならない限り、一生続くものです。なぜその傷ができたのか、なぜその病気を患ったのかの原因等をともに考え、適した生活習慣を促すこと。これをしなければ、本当の意味での回復にはつながりません。そのためには、患者本人に現状を正しく認識してもらい、正しい知識とケアの方法とその必要性を理解してもらってはじめて、悪化予防への道が開けると私は考えます。

現在、ハンセン病患者数は世界的に減少傾向にあり、早期発見早期治療で確実に治癒する病気となり、後遺症を残すことがありません。かつて十分な医療を受けられなかった人たちの後遺症などで苦しむ人は確実に減っています。

一方で、近年は糖尿病による合併症の足の傷で苦しむ患者が増えています。糖尿病による足の傷や壊疽《えそ》は神経障害による症状ですから、悪化予防のためにも、日々のセルフケアが大切です。

実は、その人たちの治療には、ハンセン病治療で得たことが生かされています。これは大変な進歩であり、うれしいことだと私は感じます。また、フットケア学会が発足しましたが、タイ国でこの活動の元になったのはもちろんハンセン病の回復者たちの協力と、ハンセン病の医療や看護で得た経験や知識、データです。これらは今も生き続け、医療や看護の発展に大きく貢献しているのです。

時折、周囲から私の後継者について聞かれることがあります。日本人が後を継ぐのでしょうと思われることもあるようですが、私は日本人である必要はまったくないと考えています。後継者は、看護や手当ての本質を理解し、それを伝えていくことの価値を真に理解している必要があります。しかし、それはすでに現地の医療スタッフたちが得ていることです。しかも、彼らの力で、また新たなつながりを生み出してくれているのですから、これ以上のことはありません。私の後は、もうすでに彼らが引き継いでくれているのです。

看護は、病気やケガなどの治療や療養のサポートを指しますが、それは対象者の傷や疾病が回復したら終わるわけではありません。患者たちが安全で快適な日々を送り続けることができるようにするには、身体や心を治すための援助だけでなく、予防のための指導や患者家族のケア、相談なども担っていく必要があります。手当てやセルフケアの本質を伝え、対象者に理解してもらい、その人に相応しい生活環境と習慣を一緒に見つけること。それに至るまで、何度も何度も言葉を変え、方法を工夫して、対象者に伝えていかなければなりません。大変に時間と労力を必要とすることですが、それを積み重ねていくと、確実に傷や疾病は回復しなくても何かが見えてきます。そして何より、対象者が強く思い込んでいる「死ぬまで治らない」という固定概念を覆していくことができるのです。私はそれを、寝たきりで傷のある人をケアすることにより、知らされてきました。

以前読んだ本の中に、このような記述がありました。

看護とは、新鮮な空気、陽光、暖かさ、清潔さ、静かさなどを適切に整え、これらを生かして用いること、また食事内容を適切に選択し適切に与えること―こういったことのすべてを、患者の生命力の消耗を最小にするように整えること。

（『ナイチンゲール看護覚書書』より引用／F.Nightingale 著、湯槇ます、他訳）

これを読み、私は「傷を治すということは、人間の持つ力を引き出すこと」だと考えるようになりました。看護の最大の魅力はそこにあるのではないか。今、私はそんな風に感じています。

「ボランティア看護師」と呼ばれて

私はこれまで「ボランティア看護師」と呼ばれてきました。派遣看護師という立場であることから、そう呼ばれるわけですが、私自身は自分がボランティアをしていると思ったことは一度もありません。私は目の前にある気になることを続けてきただけです。

ボランティアという言葉に対するイメージは、人により大きく異なるでしょう。善行であると受け取る人もいれば、偽善であると感じる人もいて、千差万別でありながらも、どこか目立つ言葉であることは否めません。私自身は、目の前にある、自分が気になることを続けてきただけですので、「ボランティア看護師」と呼ばれることに少々の違和感を覚えることも多々ありました。そもそも、ボランティアという言葉は「自らの意思で進んでやること」を指します。そういった意味では、私は自らの意思でこの道に進んできましたので、本来の意味に近いものがあるとも言えます。しかし、善行であるとも偽善であるとも思ったことはなく、自分のやりたいことを目指し、それを継続してきただけのことで、派遣看護師という表現の方がしっくりと来ます。

派遣看護師という立場は、時に大きな学びを与えてくれました。どの職場でも同じだと思いますが、職員という立場だからこそ取り組めないことがあります。私がそれに取り組むことができたり、コミュニティの中で手つかずのことに関わったりすることができたのは、私が派遣看護師だからこそです。正職員ではなく、派遣看護師として活動してきたことに私は何の悔いもなく、むしろ得たものが大きかったように感じます。

昨今の医療発展は目覚ましく、数年前には治らなかった疾病が治るようになっています。しかし、新しい治療方法が確立されたとしても、その治療を必要とする患者に情報が届かなければ、その人を治すことはできません。だからこそ、私は看護師として「足を洗う」ことを伝え続け、セルフケアの重要性について理解してもらうことに重きをおき、活動してきました。

また、さらなる改善を目指してフォローアップを継続することにも力を注いできました。伝えて終わり、にしないためです。定期的に患者たちをケアし、一人ひとりに合わせた内容のサポートをすることで、その人に「あなたは一人ではない」ということも伝えられたらと考えています。なぜなら、その人が孤立することは絶対に避けなければならないからです。

人は一人で生きていくことはできません。ハンセン病の後遺症が原因で家族や大切な人と引き離され、それが孤立につながり悲しい思いをした人を私はたくさん見てきました。だからこそ、この活動を今後も継続して行こうと思うのです。また、この活動を継続できれば、手足の変形を食い止め、身体の一部を切断することなく生きられる人を増やすこともできます。

誰かがそれをやり続ければ、それを真似して引き継いでいく人が現れる。だから、まずは私がやり続けよう。その思いでここまで来て、実際に引き継ぐ人が現れてくれたおかげで、活動の継続は現実のものとなっています。また、一般病院のスタッフがこの活動に興味を持ち、履物について知りたいと行動を起こしてくれたり、義足を作る場所が増えたりと、活動は広がりを見せるようになりました。私は活動に関連した話をする機会が増えたので、そこで興味を持つ人も増えています。そうすることで、切断するしかないと思われていた治療の選択肢が増え、各人の生活の質を必要以上に落とさなくて済むようにもなりました。

「日本から来ている派遣の看護師がいて、世話をしてもらえるらしい。そこに行けば薬をもらえるらしい」

そんな噂が独り歩きをして、薬をもらいにだけ来る人も中にはいました。でも、その日本人派遣看護師は薬をくれず、ただ足を洗えと繰り返すだけですから、がっかりした人も中にはいるでしょう。

「私は、あなたの言葉に従って足を洗い続けたから、自分の手足が今も残っている」——そう言ってくれた患者さんがいます。伝わる人には伝わるのだ、と実感した瞬間です。

看護師が関わることで、周りの人たちの協力を得ながら患者の生活習慣や環境が改善し、さらにその質を上げられたケースを私はたくさん経験してきました。私たち医療チームがサポートすることで、患者に新しいつながりが生まれたことも多々あります。看護師が伝えることがきっかけとなり、人と人とのつながりが生まれ、そこから新たなチームやコミュニティができ、その輪がもっと広まれば、社会に根付く価値観さえも変えることができる。この活動を通して私はそう感じています。

第四章　村の高齢者を自宅に訪ねて十数年

環境の変化が与えてくれた〝つながり〟

一九九一年、セルフケアクリニックの中で、私は主に回復者の手足のケアに尽力しました。ハンセン病と診断され治療を受けて完治しても、未治療時の後遺症が残ってしまうことがあります。ハンセン病の二次障害である末梢神経障害、運動障害、顔や手足の変形、視力障害、あるいは手足の指をその後に切断せざるをえなかった人も多くいます。しかし、知覚麻痺がある部分を意識して適切なケアをすることで日常生活への支障を防ぐことができます。放置すれば、手足の変形は悪化の一途をたどることが多いのです。

ケアをするたび、私は「これ以上目に見える変形を悪化させないために、患者や回復者がどのように生活を続けるかを考えないといけない」と強く思うようになりました。そして、どうすればそれを防ぐことができるかを日々考え、さまざまな工夫をするようになり、それは現在も続いています。

私が派遣されたノンソムブーン療養所には、約一、二〇〇名の回復者が十四カ所に分かれて居住していました。活動をはじめて数カ月後、パートナーの看護師と一緒に午後にこの地域の巡回を始めました。一週間に一地区を二日に分けて調査し、それを単純計算で十四週間続け、それを約半年かけて二巡しました。調査の結果、傷を持つ人が約三十五%、セルフケアの必要な人が六十%、目に見える後遺症（顔・手足）のある人が八十%いるということがわかりました。時間と労力を要する調査でしたが、私の中に、できるだけ自分の足で歩き続けることができるようにという願いがあったからできたと感じています。

十数年を過ぎた頃から、セルフケアクリニックに来る人の数が減りはじめました。要因はさまざまですが、一つは病院の体制が県立の病院に変更したことがあるでしょう。プライマリケアユニットによるヘルスセンターが設立されたため、こちらで受診する人が増えたのです。そしてセルフケアクリニックもその中に組み込まれ、私はそこでの協力になりました。また、早期発見によるハンセン病後遺症の減少という喜ばしい影響もあります。もし今、ハンセン病を発病しても、適切な治療を受ければ早期回復し、後遺症はほとんど残らなくなっています。

一方で、亡くなる高齢の回復者が増えたことや、高齢化により外出や通院が難しくなる人が増えたのも、受診者減少の一因ではないかと考えています。自分で体が動かせない、一人で診療に行くことが困難になるといった事例が増えたのと比例するかのように、手足の傷だけでなく褥瘡《じょくそう》（寝たきりの状態が続くことが原因で、体重で圧迫された場所の血流が悪くなったり滞ること。皮膚の一部が赤い色味をおびたり、ただれたり、傷ができてしまったりする）に悩む回復者が目立つようになりました。

タイ滞在二十周年を迎え、日本に一時帰国した三カ月の間に、「これからは寝たきりの高齢者への関りもはじめてみよう」と決めて、私はタイへ戻りました。タイに戻った翌日、歩いていたところ、ある村民から声をかけられました。自分の知り合いの臀部の傷を何とかしてくれないかと協力を求められたのです。傷の部位を見ると、臀部に褥瘡があったので、手足の傷同様に腰部全体を水で綺麗に洗い流し、ガーゼを当てて紙おむつをしました。患者は小柄な女性だったので、圧迫予防に風船を利用した簡易エアマットを作って腰部と背部に当てることを勧めると、私に声をかけてきた女性がそれを作ってくれました。タイの田舎では女性がよく腰に巻いている輪の布があるのですが、それを利用して、十数センチ幅に八本ほど縦に縫い布の筒を作りました。その筒ごとに、膨らました丸風船を何個も詰めていくと九列の風船マットができ、ちょっとした簡易ベッドになるのです。患者の女性にはこの上に寝てもらい、局所を洗い流しながら手当てを続けることにしました。そうすると、徐々に傷の周囲が縮小しはじめ、変化がみられるようになったのです。しかし、残念ながら、その患者は一カ月ほどで静かに亡くなってしまいました。

二〇一三年には、これまでに見たことのない大きな背部と臀部の褥瘡男性に出会いました。それまでの経過を聞くと、熱が出て体調が悪くなり、その後、約三カ月間コンクリートの床にござ一枚で寝たきりだったようです。私はその人の手足が膨れ上がり、体調が悪いことから受診を勧めたところ、約二週間の入院が必要になりました。

退院翌日、その男性の手当をする人がいないと言われたので家を訪ねると、その男性の娘ははじめて見る大きな傷を怖がり、後ずさりしました。それほどに大きな傷だったのです。その後、朝夕の二回、処置のために通い、男性の娘に同席してもらいながら手当てをし続けましたが、九日目の夕は、彼の命が尽きた直後の訪問となってしまいました。娘と一緒に看取りの処置をしていた時、孫娘が「昼には良く食べて笑ったのに」と涙を流しているのを見て、家族にとっては良い最期の時を過ごしたのだと感じました。

上記の例では褥瘡は完治しませんでしたが、私が訪ねることで、体を綺麗にすることの大切さと、褥瘡の原因と予防の手立てを周囲に知ってもらう機会になったと考えています。

私には願っていることがあります。それは、高齢者が最期を迎えるとき、彼らが周囲の人との良い関りを持つということです。私が訪問することで、少しでも周囲の人や家族の負担を減らすことができればとの思いでいます。

セルフケアクリニックを続けて知らされた〝傷は治る〟

セルフケアクリニックでタイ職員と一緒に活動を続けながら、慢性足底潰瘍の治療に体重負荷を軽減するギプス療法を取り入れたいと考えました。見学させてもらった国立ハンセン病センターでは日常的に行われている療法です。幸いその担当者は好善社の支援で日本研修を受けた理学療法士です。一年半後に、私は約一週間のギプス療法研修にも参加し、その中でギプスの巻き方だけでなく、実際に自分の足にギプスを巻いて二日間の患者疑似体験も経験することができました。その後、なかなか良くならない傷の患者に協力をしてもらいながら、少しずつギプス療法を試していきました。

下腿から足全体にギプスを巻き、足底を挙上《きょじょう》する金具をつけて巻きますので重い脚にはなりますが、ギプスと一緒の生活は患者に受け入れてもらいやすく、それが意外でした。普通の傷で小さいものは一週間、大きな傷も四週間で結果が見え、傷の部分に体重がかからなくなるとよくなります。

当時、県外からバスに乗り数時間かけてギプス治療に来る青年もいました。帰りは松葉杖を使って帰宅し、一カ月後に来院しギプスを開くと、傷が治っています。セルフケアをしていても無理をしたときに傷ができてしまいます。そこで、自己治療で治らない時にのみ来院してギプス治療を受ける。このような青年が数名いました。

二〇〇八年に入ると、私に協力しながらともに活動してくれている理学療法士が足底潰瘍に対してのギプス治療を独自にはじめましたので、私は理学療法士にギプス治療を委ねることにしました。

末梢神経障害のある人のセルフケアは、障害のある末梢神経が回復されない限り、一生続きます。難解な手順はありませんが、まず麻痺している部分に異常がないかを確認します。手足を洗って綺麗にし、ブラシなどを使って固い角質を落とします。発汗障害の部位は皮膚が乾燥しないうちに保湿にワセリンを塗り、靴下を履きます。固くなっている箇所は、傷が炎症を起こしていない場合は水に浸けて柔らかくして、よりていねいにケアをします。私は、まず本人にこれを実際にやってもらいます。その後に、不十分なところを説明しながら手伝います。特に傷の周囲の固い部分は、必要に応じて除去をします。そして、手当てをした部位を洗う前と見比べてもらい、「明日の朝、その箇所を必ず見て、今朝の状態と比較してみてね」と言い添えます。適切な処置がされた時のその人の手足の変化を体感してもらうと、モチベーションが上がるからです。

私は、宮古南静園で患者が自分の足の裏をカミソリで削っているのに驚きましたし、邑久光明園では外科での外来の傷の処置が嫌いでした。それなのに、タイでセルフケアクリニックに出会い、末梢神経障害のある人にセルフケアの促しをしてきました。そして、医療者の手によらなくても、本人のセルフケアによって後遺症の悪化を防ぐことができることを目の当たりにしてきました。当事者がこれを毎日続けることで、患部が回復するということを知り、患者自身のできる範囲で取り組んでいる人にも出会って来ました。できないところを補い、寄り添う形で見守ると、当事者のセルフケアは継続することができました。このような手ごたえを感じたからこそ、私はこの活動を約二十八年間続けることができたと感じます。

もし傷が悪化してしまっても、ギプス治療で直すことができます。しかし、もし彼らがセルフケアを知らなかったら、傷が悪化したとしてもそれを治すことはできないと思い込み、切断に至ってしまったかもしれません。そのことを「知っているかどうか」で、患者の健康状態は大きく変わるということです。

下腿切断により義足になってしまうと、行動範囲はかなり制限されることになります。環境が整備されているわけではないタイ東北部で、義足をつけて外出するというのは困難を極めます。外出が厳しくなると、家の中でしか動くことができません。自由が制限され、できることが限られ、行きたい場所に行けなくなる。それをずっと抱えて生きていくことになります。だからこそ、早期発見・早期治療を促し、知覚麻痺になることを防ぐ必要があるのです。早く治療をすることで、知覚麻痺を残さずに済みますから、やはりセルフケアはとても重要です。セルフケアが育むものはとても大きいと私は考えています。

足の変形がそれ以上進まないようにできる。適切な手当で足底潰瘍も治る。足に合った履物で足を保護する。数分の包帯交換だけが治療ではありません。傷の治療において、どの方法を選択するかと、当事者が残りの時間をどう過ごすかに影響します。だからこそ、「そうすれば治る」ことを知らせ、患者自身に「治りたい」と思ってほしい！　その一心で活動して来ました。

私が知ったことを、経験したことを伝えたい。その思いは何も特別なものではありません。継続することで生まれた自然の流れだと私は考えています。

褥瘡のケアで学んだ〝湿潤療法〟

被覆材で創を閉鎖し、湿潤環境を保つことで、創傷の治癒が促進するという考え方。湿潤環境によって、顆粒球やマクロファージ、サイトカイン、上皮細胞増殖因子などを保持でき、細胞の増殖に適した環境を維持できることから、従来の創を消毒して乾燥させ痂皮をつくる方法よりも早く創を治癒させることができる。創傷被覆材の使用により外部からの菌の侵襲を防ぐとともに細菌増殖を抑制、疼痛緩和を可能にする。湿潤環境理論に基づく治療環境を形成するためのドレッシング剤が一九八〇年以降、開発されている。

（湿潤環境理論 theory moist wound healing 看護大事典　電子版より抜粋）

二〇一〇年、「いわゆる『ラップ療法』に関する日本褥瘡学会理事会見解」という声明の中で、十分な知識と経験を持った医師の責任の下で、という条件に限って「医療用として認可された創傷被覆材の継続使用が困難な在宅などの療養環境において使用することを考慮してもよい」としている。

一九九六年に鳥谷部俊一郎氏によって創られたラップ療法、その創傷治療の三原則。

①消毒をしない。消毒をしても創から菌が消えるわけではなく、健全な細胞も殺しかねない。

②水で洗う。

③乾かさないで被覆する。皮膚を湿潤環境に置くことによって、創の修復が進むということが実証されています。

褥瘡の手当てには、食品用ラップフィルム（食材や料理を包んだり、皿など食器を料理ごと包む際に用いられる樹脂フィルム）を使います。私がそれを思いついたのは、介護ケアに関わる姉の経験談を聞いたことがきっかけでした。薬を使ってもなかなか治らなかった入所者の褥瘡が、洗うことと食品用ラップフィルムを使うことでかなり改善したのだと喜んで話してくれたのです。

二〇一七年、村の知り合いが私のところに連絡をしてきて、友人のおじいさんの傷を見て欲しいと頼んできました。その人は退院直後で、病院のベッドにエアマットを借用して使っており、腰部に三カ所の褥瘡がありました。また、男性は紙おむつをしており、とりかえるのは一日一回のみ。つまり、紙おむつの中で常時、尿に傷が浸かっている状態だったのです。軟膏などを使っていたようですが、その状態で褥瘡が良くなるはずがありません。

私はまず、紙おむつが尿で汚れないように、プラスチック容器を利用して尿を採尿パックに流れるよう試してみることにしました。そうすることで、紙おむつの前部だけが濡れて、腰部は濡れなくなりました。それまで褥瘡は尿に浸かっていたため、洗い流して綺麗にした後で、姉の話を思い返し、思い切って食品用ラップフィルムにワセリンを多めに塗って、傷の部分を覆うことにしました。そして、食品用ラップフィルムの表の周辺にワセリンを塗って綿花で覆い、固定をしておむつを当てました。

翌日、腰部の食品用ラップフィルムは多少移動していましたが、褥瘡からの滲出液は、食品用ラップフィルムの上に乗せた綿花と紙おむつが吸い取っていました。前日の紙おむつを洗浄の水受けとして活用し、キャップに数カ所穴を開けたペットボトルに入れた綺麗な水と石鹸で洗い流します。褥瘡部が尿に浸からないようになって数日後、褥瘡の周辺の皮膚に変化が見えはじめました。世話をしているお孫さん(男性)にも手伝ってもらいながら、ベッドに寝ている患者さんの体位を変え、それを繰り返しながら腰部全体を洗浄し、前回同様の褥瘡の手当をしました。

それ以降、褥瘡は目に見えて縮小しはじめたので、私は「明日はどうなるのだろうか」とワクワクした気分で翌日を待つようになりました。もちろん、定期的に傷の大きさを測定し、写真も撮りました。私が不在となった一週間は、世話をするこの男性が私の代わりに褥瘡の手当をしてくれていましたが、その間にも傷は縮小したのです。

傷の変化に私は驚き、同時に、私の手当を連日見ていた彼が見よう見まねで手当をしてくれたことに心から感謝しました。その後は、私の訪問を週三回から二回に減らし、徐々に家族の手当に委ねていきましたが、訪問をはじめて約三カ月後には褥瘡が治りました。

この時、私の取り組みを応援してくれた高校生がいました。私が不在になる前日にいた見学者の一人ですが、前述した治療中の様子を紹介すると、後に自分が膝小僧をすりむいて病院の治療の痛さに困った時、祖母が手当してくれたというラップ療法の体験談を話してくれたのです。初期の浸出液の多さが徐々に減少すること、傷跡があまり残らなかったことを聞きつつ、私は大きな力を得た思いでした。

それまでの一般的な傷の処置は、消毒をしたあとガーゼなどの綿花で患部を覆い、随時それを交換するというものでした。しかし、この方法では周りについた汚れを取ることができません。また、ガーゼ交換や消毒の際に新しくできた皮膚組織をはがしてしまうことになり、傷が回復しないだけでなく治療に痛みをともないます。ともすれば、傷跡が残ってしまいます。

薬剤を使っても治らないのは、褥瘡に負荷がかかり続けているからです。そこで、エアマット等の使用で褥瘡に負荷がかからない状態を保ち、局所を清潔にし続ければ治癒するはずと考えた私は、水で洗ったあとに食品用ラップフィルムを使って湿潤療法を試してみることにしました。

湿潤療法は以下のように行います。

①はじめに、褥瘡部とその周辺の皮膚を水と石けんで洗い流す。

②ベッド上などで体が動かせない場合は、ペットボトル（ふた部分に複数穴をあけ、水がシャワーのように出る状態に工夫したもの）などを用いて洗う。十分な水量で洗うことが大切。

③褥瘡周囲の水分を押さえて拭く。

④褥瘡の大きさとほぼ同程度の食品用ラップフィルムにワセリンを塗布し、褥瘡を覆う。食品用ラップフィルムの周辺と周りの皮膚に薄くワセリンを塗って綿花を当てるとラップの端が皮膚に固定する。

⑤褥瘡の状態に合わせて、定期的に①～④のケアを継続する。

褥瘡を含めた傷ができると、体から体液が分泌されます。これは傷を治すためのものので、分泌液内ではさまざまな細胞が働いて傷を回復させようとしているからです。消毒液を用いると悪い菌を殺してくれるのですが、傷を回復させようと働いている細胞も殺してしまうため、体が治そうとする働きを妨害してしまうことになります。また、体を守る常在菌も消毒により死んでしまうので、悪い菌が侵入しやすい環境をつくることにもなってしまうのです。

傷は綺麗になるよう、十分洗い流した後に負荷がかからず乾燥しない状態にすると、自助作用が働き体が綺麗に傷を治します。この方法を「湿潤《しつじゅん》療法」といいます。

私が最初にこの治療法を知ったのは二〇一三年です。看護学生を引率している看護教授から教えを受け、足に慢性潰瘍がある回復者に試してみました。しかし、翌日になっても患部の乾きが悪いと受け入れられず、私自身の知識不足もあり、取り組みはそこで断念することになりました。

二〇一七年からはじめた褥瘡への湿潤方法において、その学びは私にとって大きなものでした。私が行う手足の傷に対するケア方法においても、必需品となったのが、ペットボトルの水とワセリン、食品用ラップフィルム、綿花です。二〇一九年に大きな褥瘡を持つ患者二名に試み、うち一人は五カ月後に治癒しました。八月からケアを始めたもう一人は、私の勤務終了前の二カ月間に、三分の一にまで縮小させることができました。

ただし、湿潤療法がすべての傷に有効というわけではなく、痛みや腫れがおさまらない、出血が多い、傷が深い、動物に咬まれたなどの場合は、別のケアや治療が必要になることもあります。また、傷に対して消毒液が絶対に不要だというわけでもありません。傷の状態によりケアの方法は変わります。

褥瘡をケアしたことで、私の中で看護の意味が拡がりました。それまでは「目の前にいる人の処置をする、手当をするのが看護」だと思っていましたが、看護はそれだけに収まらないと考えています。いくら傷がよくなっても、その人が精神的に希望を持てず、生きる意欲を失ってしまっていたら、つらい状態は継続します。その状態から患者や回復者が抜け出すことができる環境やきっかけを作るのも、看護の一環なのではないかと考えるようになったのです。

私が患者や回復者の家に訪問し続けていた時、近隣の人たちに「ケアやサポートが必要な人が近所にいる」と気づいてもらえたことが幾度となくありました。気づかれた後に、周囲の人たちは積極的に手を貸してくださるようになり、私がケアをしている間、そばにいて寄り添ってくださる人も出てきました。私は何も言わないのに、みなさんが積極的に患者や回復者に関わってくれるようになったのです。また、看護師一人ではできないことも、周りの人がつながり手を貸してくださったからできたということもありました。これをきっかけに患者や回復者と近隣の人たちにつながりが生まれ、新たな関係性が生まれることもあるのだと知った出来事です。

このようなつながりこそが、ハンセン病で人生と心を閉ざされた人たちが、人間らしさや自分らしさを取り戻すきっかけを生むと私は感じます。ハンセン病と診断されたことで、失った人間の権利、信用や尊厳があり、弱者になってしまった人たちは世界中に存在しています。しかし、新たなつながりができることで、息を吹き返すかのように生きる力を取り戻す人たちも多いのです。そのきっかけ作りに自分が関わることができているのであれば、これほどうれしいことはありません。

私のしていることが独りよがりだと言われれば、そうかもしれません。しかし、目の前にいる人が自分の手に負えずに苦しんでいて、私にできることがあるから、その人を放っておけないのです。私の行動が何かを動かすことができるかもしれません。私がケアすることで患部が回復し、それがきっかけとなり、生きる活力を取り戻す人が実際にいます。その可能性がある限り、私は私のできる範囲で、これからも活動していきたいと考えています。

些細な習慣を大切にすることで、生活の質を守る

二〇二〇年から月一回、以前に活動した村での高齢者会活動に協力することになりました。毎回二泊三日くらいの滞在ですが、高齢者会の活動日前後に、顔なじみの回復者を訪ねると、その人は私に「爪を切ってほしい」と言われるのです。

その人の爪を見ると、長期間切っていなかったのでしょう、屈曲した指の内側に長く伸びた爪が皮膚を圧迫し、血が滲んで汚れていました。

ハンセン病の後遺症で変形した手指は、伸びた爪が原因で出血を伴ったり、爪がとても固くなっていたりするので、爪切りは注意を必要とする作業になります。しかも、患者や回復者は自分で爪を切ることがなかなかできません。しかし、放置し過ぎると、

指の柔らかい部分に爪が食い込んでしまい、新たな傷ができます。変形した手指を手入れせずに放置すると屈曲が強くなり、指を伸ばせなくなってしまうのです。また、毎日手を綺麗に洗えばよいのですが、手指が変形していると指の間に布切れを挟んで汚れを落とす等の工夫が必要になります。しかし、洗わないと汚れは蓄積していき、塊になって取れなくなってしまい、そこからまた雑菌が入ってしまって、傷や状態が悪化するという悪循環に陥ってしまいます。

このような場合も、水が助けてくれます。まず、指を水で濡らします。そうすることで爪が水分を含みますので、ふやけた状態になります。汚れも水分を含むことで取りのぞきやすくなります。そのようにして爪を柔らかくしてから、爪を切ります。特別な器具や薬剤は必要ありません。水と爪切りがあれば、十分に対応できるのです。

これ以降、私は爪切りを持って訪問をするようになりました。爪を切るのは些細なことかもしれませんが、私が爪を切ることで、新しい傷を防ぐことになります。

私が「洗う」に力を入れるのは、洗うことで回避できることがたくさんあると考えているからです。これまで多くのハンセン病患者や回復者と接しケアをしてきましたが、発見が遅かったり、適切な治療やケアを受けられなかったりすることで足の慢性潰瘍が癌化し、切断に至るケースを多く見てきました。

切断や壊死《えし》などで足底が小さくなると、歩き方が変わります。歩き方が変わるということは、骨盤や背骨などに余計な負荷がかかるようになりますので、体のバランスを崩してしまうのです。その変化は徐々に体に影響を及ぼし、日常生活を送るのがしんどいという状態にまでなることもあります。体の状態の変化も大変ですが、自分の体がそうなってしまうことに気持ちが追い付かないことも多く、慣れることがなかなかできない人もいます。またそうなると特別な下肢の補助具等が必要になり、人の手を借りないと装着できないことが増えてしまいます。それが煩わしくて生きる意欲自体を失ってしまう人も多く、私はできるだけシンプルであるようにと考えて来ました。

履物もそうです。その人の足の障害に合わせた相応しい履物を着用すれば、歩きやすさが増し、歩きながら足の傷を治すことができますが、それを知る人は多くありません。履物が整うと、適切な手当と併せて足底潰瘍も治りますし、足の変形がそれ以上進まないようにできます。

水で手足や傷の部分を綺麗に洗い流す、爪を切る、履物を整える。これらは些細なことかもしれません。しかし、この些細なことを知っているかどうか、行うかどうかで、大きく変わることがあります。

看護の広がり・深さを学び、その面白さと喜びを知る

湿潤療法を通して、私は皮膚の力を引き出すのも看護だと実感するようになりました。看護師の仕事には診療のサポートがありますが、それと同等に大切になるのが、患者の環境を整えるということです。

訪問看護であっても病棟であっても、新鮮な空気を室内に取り入れ、患者や回復者に太陽に当たってもらう機会を作る。清潔さが続くよう室内をできる範囲で整え、水浴びをする機会を作り、体が綺麗になる気持ちよさを体感してもらう。心地よい生活音と適度な静かさを保てるようにする。季節や状態に適した衣服や食事のアドバイスをする。これらのことは些細だと思われがちですが、人間が心地よく生きるうえで欠かせないことばかりです。環境を整えることで心身のバランスが整いますので、自然と気持ちが落ち着き、生きる活力を取り戻すこともあります。

ただし、その人のいる環境と生活状況に合わせながら、その時々の体調に相応しい

適切なものに合わせて行くことが大切です。無理強いはよい効果をもたらしません。また、無理やり環境を整えて傷が治ったとしても、患者や回復者本人が納得していなければ、徐々に元に戻り、同じことを繰り返します。生活していくのも傷を治すのも、主となるのはその人自身であるということを看護師は意識する必要があります。決して無理強いするのではなく、患者や回復者が自然に、無理なく移行できるよう促していくことが大切です。

自分で体を動かせなかったり、自力で歩けなかったりという患者や回復者に対して、私はよく水浴びをしてもらいます。体から嫌な臭いがしているのに自分で洗うことさえできないでいたら、生きる活力は失われてしまうでしょう。手浴や足浴だけでも水浴びしたような気持ち良さがわき、患者や回復者の尊厳が回復すると私は感じて来ました。「汚れが落ちてさっぱりとした」。この感覚を味わうことで、生きる意欲につながることもあるのです。

体が動かせなくなると濡らした布で体を拭くことが多いですが、拭くだけではなかなか落ちない汚れもあります。もし体を洗うのが無理なら、手や足、指だけでも洗い流します。それだけでも気持ちがさっぱりしますし、臭いも随分と軽減します。

水を使って体を洗うということは、体が綺麗になる以上の効果をもたらしてくれると私は考えています。

もちろん、私一人で患者や回復者に水浴びをさせるのは不可能ですから、周囲の人を巻き込みます。家族はもちろん、患者や回復者の近隣に住む人たち、ケアをサポートしている人たちにお願いし、みんなに協力してもらいます。周りの人をケアに巻き込み、その輪を広げていくのです。

毎年八月、私はタイ国青少年ワークキャンプに参加するため留守にします。その間、訪問はできなくなるわけですが、あるときから患者や訪問者の家族など、そのとき周りにいる人から協力を得られるようになりました。もちろん彼らは医療従事者ではありませんし、そのような研修を受けたということもありません。彼らが私のケアを見よう見真似で患者に施し、それを続けてくださったことで、傷は日に日に小さくなり、良くなったのです。私はこれを本当にうれしく感じました。

褥瘡についても、ハンセン病回復者の手足ケアと同様、前日と今日の傷の状態を比較し、患者や回復者、家族にその変化を知ってもらいます。特別なもの、たとえば薬剤や器具などは使いません。ただ水で洗い流します。水で治るわけがないと周りは思っていましたし、実際そう言われました。医療従事者でさえも、なかなか信じてもらえませんでした。しかし、傷は治ったのです。消毒では綺麗にならなかった傷や褥瘡は、水と石けんで洗い流すことで、綺麗になる。これが伝わったと感じ、この上ない喜びを感じたものです。

体や傷が綺麗になることで、どのように体が回復するのかを五感で知ってもらうことが大切です。看護師が伝えることで、患者や回復者、家族はその変化に気づきます。それがきっかけとなりケアやサポートの輪が広がり、家族や住民同士でサポートし合えるようになります。このような場面に出会い、遭遇するたび私はとてもうれしくなり、看護師という仕事だから経験できているのだと改めて感じます。

ひとつの疾病のケアを他の疾病で活かせることや、ケアの大切さを広めていくことは、私にとって看護の広がり・深さを学ぶ良い機会となっています。そして、傷が変化するたびに、私はケアの面白さと喜びを知り、人間が持つ底力のすごさを実感します。

私が患者や回復者の傷を洗い続け、その様子を周りの人に見てもらうことで、傷の悪化を予防するスタイルができ上がり、人の生活に根付きます。患者や回復者のケアを通して、傷がどのように変化するかを体験しますので、家族や周りの人もセルフケアや健康の知識が身につき、彼ら自身の生活にも影響します。そして、その輪は徐々に広がり、それが多くの人の健康を守ることにつながっている。私はそれを感じるようになりました。

私は看護を通して、生きる面白さや喜び、楽しさを味わわせていただいているのだといつも感じています。

タイに看護学生を迎え、私が気づかされてきたこと

タイで看護師として活動するようになり、随分と長い年月が過ぎましたが、私自身は海外で働いているという感覚がほとんどありませんでした。タイが宮古島と似た環境であるため、海外の国にいるという特別感があまりないのかもしれません。だから「国際看護」と言われても、私自身はピンと来ませんでした。

一九九八年、国際看護研究会（Japanese Society for International Nursing）が東京で開催した「国際看護研究会第1回学術集会（第10回国際看護研究会）」で、私は「ハン

セン病患者のセルフケア指導八年目─タイ国東北部からの活動報告」を発表する機会を与えていただきました。その時に知り合ったのが、森淑江先生（群馬大学名誉教授・看護学）です。当時、森先生はＪＩＣＡ派遣専門家としてホンジュラスやスリランカでの活動経験をされたり、国際看護学の確立に尽力されたりしていました。そのつながりから、森先生の下で学ばれている看護学生たちが、二〇〇九年タイのセルフケアクリニックに訪問してくれたことがあります。

学生たちには半日だけセルフケアクリニックに参加してもらい、「足を洗う」ことを体験してもらいました。その際、ある看護学生が「基礎実習を一週間行うよりもずっと勉強になりました！」とイキイキとした表情で言い放ったのです。この言葉がきっかけとなり、私はこの人たちに何を与えられるかわからないけれど、私がしていることを見てもらおうと考えるようになりました。

この見学がきっかけとなり、二〇一二年から県立シリントン病院の協力を得て、国際看護学実習の一環として、毎年学生を受け入れるようになりました。シリントン病院での実習は、月曜から金曜の五日間のプログラムです。病院内にあるセルフケアクリニックを主に、感染症外来と病棟でさまざまなことを経験してもらいました。来所する患者や回復者の手足にある傷を、私が説明しながら洗ってもらい、そのあとのケアも一緒に行いました。学生たちは「洗う」ことで起こる変化に驚き、さらに数日後の傷の様子にも驚いたようです。消毒しないと治らないと思っている傷が、水と石けんで綺麗に洗ってワセリンを塗っただけなのに良くなるからです。学生からのさまざまな質問を受けながら、私は「伝えるという立場」を意識するようになりました。以降、二〇一九年までこの実習は続きました。

実習生は多い時で六人、少なくても四人を受け入れ、これまで四十人以上の看護学生がタイを訪れ、患者や回復者と触れ合ってくれました。これは、若い看護学生たちにハンセン病のことを知ってもらう良い機会にもなりました。

日本の看護学生には、ハンセン病のことを知る機会があまりないのが実情でしょう。ハンセン病のことを話せる回復者も年々少なくなっています。私自身、自分が看護学生でありながら、すぐ近くにハンセン病療養所があることを知らなかったという驚きを経験したことから、私は「自分が見て、聞いて、知ったことを伝えないといけない」と思い続けてきました。これを真剣に考えるきっかけを与えてくれたのは、看護学生たちだったのです。

日本で看護学生に伝えること

二〇〇九年、ある看護学雑誌に「国際看護の実践」を寄稿する機会があり、それを目にした先輩である看護学校の責任者から、協力依頼を受けました。それがきっかけとなり、二〇一〇年の一時帰国時に、国際看護学の実践の特別講義の機会を与えられました。先輩から託された純な看護学生四十名を前にしていると、自分の学生時代を思い返すことになりました。先述したように、自己表現が上手くない看護学生だったので、グループワークで私は意見を言わずに逃げるばかりだったように思います。

コロナ禍により、世界は大きく変容しました。生活環境や状況が大きく変化した人もいるでしょう。私自身もコロナ禍を経験し、考え方や価値観が変わった部分があると感じています。私のように感じている人はきっと世界中にたくさんいるはずです。

コロナ禍を経て、社会も大きく変容していると私は考えています。これまでのように人に頼って生きるのではなく、自分の意見を持ち、周りの意見も聞いたうえで自分が選び判断をしていく力があること。今の社会はそのような人物を求めているのではと感じます。もし目標があったら、自分で方法や手順を調べて自力でたどり着く、その力を身につける必要があるということです。自分から主体的に動き、つかむ。誰もが能動的でないといけない社会になりつつあります。

そのためには、自分の思っていることを的確に表現する努力を必要とします。そうしないと他者に伝えられないからです。

私は看護学校で講義をする時に、あるスタイルを取り入れています。それはグループワークの課題をまず個々に考えてもらい、何を思ったかを付箋に書き出すというものです。自分で何かの答えを見つけて書き出し、そのことに対してメンバー間で共有します。そうすることで、自分の考えや他者の考えを知ってもらう機会を作りたいと考えたのです。

自分の考えを持ちつつも、他者と意見交換ができれば、お互いの視野や視座は自然と広がります。多角的な視点で物事を見ることができるようになれば、自然と偏りも少なくなります。そうやってバランスを保ちつつ、物事を拡大していくことが大切だと私は考えています。

タイにいると、日本のような頻度で情報を得ることはできないのが正直なところです。そこで私は、医学関係の出版社が定期的にリリースしているニュースレターやネットニュースなどで情報を得て、それを看護学校で授業をする時の参考にしてきました。これらの中に、私がその時求めている内容が意外とあったからです。どのような状況や環境にあっても、できる範囲で能動的に情報を取りに行くことが大切です。情報を得なければ知らないことが増え、不安を抱える一方ですから、仕事に支障が出ることになりかねません。

今、看護師を目指す人が増えていると聞きます。しかし実際に勤務をはじめると、思った以上に仕事がきつく、すぐに退職する人が多いということも聞いています。実際、看護師の仕事はきついでしょう。心身が弱っている人と向き合いますから、心も体もある程度タフである必要があります。

しかし私は、看護が大変だと言うだけで終わってほしくない、せっかく看護師を目指して学校に入り、勉強をして国家試験に受かったのだから、看護師になってよかった、看護をしてよかったと思えるようになってほしいと願っています。

そう思えるようになるには、与えられたことをただこなすのではなく、主体的に仕事に取り組む姿勢を持つ必要があります。それを継続していく中でもいろいろなことがありますが、「看護師になってよかった」と思える瞬間は必ずあります。それを感じられるようになってほしい。私が看護師を目指す人に伝えたい思いです。

私自身も、時に迷いながら今日まで来ました。看護師を目指した時の目的とは違う対象者になりますが、しかし今、私はこうして看護師を続けています。

看護師の仕事を続けていくかどうか迷っている人は、ぜひ初心を思い出してみてください。あなたはどうして看護師になろうと思ったのですか？　何がきっかけで看護師という仕事を知り、それを目指すまでになったのですか？　それを思い出すことができたなら、自分の憧れとしている看護を再び目指そうと思えるはずです。

看護師に限らず、自分の選んだ仕事をしていく中で楽しみを見つけましょう。それには小さいと思うことを、どれだけ面白がれるかが大切です。小さなことを見逃さず、楽しみましょう。なぜなら、小さなものがつながり、それが大きな喜びになるからです。

第五章　チャンタミット社の若いワーカーたちとの協働

チャンタミット社について

チャンタミット社（タイ国NGO、キリスト教団体）は、一九八七年三月に創立された好善社の姉妹団体です。長年ハンセン病医療に携わっているカンチャナ医師が好善社の働きを知り、ともにハンセン病患者や回復者への働きかけに尽力したいと申し出があったことから、創立に至りました。

チャンタミット社は、ハンセン病を患った人々と、その家族の真の友となることを目的とし、患者と家族が社会的平等を得て、すべての人々と心身両面において双方が幸せに暮らせるようになることを理念としています。

ハンセン病患者や回復者、その家族の健康や生活向上を図ることや、職業支援による元コロニー住民の経済的自立を図る活動、保育や奨学金援助、ハンセン病啓発宣伝

（対象は一般人）などを実施しており、好善社としては、長きにわたり運営への側面的支援、財政や人的交流、医療活動応援のための看護師派遣などでの関りを継続しています。活動地域は、一九五〇年代に国がハンセン病患者が家族と共に生活可能な場として作ったコロニーで、全国に十三地域（タイ国）あり、コンケン県のノンソムブーン療養所をはじめ、各地に職員を派遣し活動をしてきた団体です。

好善社はチャンタミット社の回復者の子どもたちの保育と奨学金活動にも関わり、二社の共催で二〇〇五年からこの奨学生を対象としたワークキャンプを開始、実施は十五回に達しました。その後、コロナ禍で三年間中止となりましたが、二〇二二年にはタイ人だけで「第16回ワークキャンプ」が実現できました。

現在、私はシリントン病院での派遣勤務を終了しましたが、タイで好善社のチャンタミット社支援事業の連絡、調整に当たり、青少年ワークキャンプ活動とハンセン病回復者の高齢会活動に協力を行っています。

つながりを断ち切らないこと

さまざまなつながりにより、タイで暮らすようになって長い時間が過ぎましたが、文化や国の違いもあるのでしょうか、タイにはなかなか理解しがたいものがあると私は感じています。

タイで長く暮らしてきて感じたのは、目の前にいるタイ人の個人的な性質や国民性に言及せず、それよりはタイ人と時間をかけながら上手く関り、信頼関係を築くにはどうすればいいかということです。私はよくそれを考えるようになりました。

自分が感情的になっていると感じたら、冷却期間と場を設けることが大切です。相手に対して強いわだかまりが生じ、このまま関わることはできないと思った時期もありますが、これが冷えてくると、自分の捉え方による勘違いであったと気づく時もあり、相手の別の面を見出すことができるようになりました。そのような経過があり、今では何かあれば電話で長時間のおしゃべりをする間柄になっている人もいます。私からお願い事をできるようにもなり、そのようなつながりを作ることができたことに、とても感謝しています。

私は三十六歳でタイに来たこともあり、周りにいてくれる人はほぼ年下です。しかし、その若い人たちとのつながりがあるからこそ、今の私があります。もちろん、その時々でさまざまな思いがありました。今になり振り返ると、自分の対応の仕方一つで、さまざまなことが変わったと感じます。いろいろなことが起こっても、その時、その人を自分から断ち切ることなく、自分が関われる範囲内で関係性を継続してきたからこそ、そのつながりは深まってきました。

それは、好善社とのつながりの有無によりません。好善社の活動につながっている人とは、私もつながっていると考えています。年代や地位などは関係なく、私の話に耳を傾けてくださる人たちがいるから、そのつながりは成り立っているのです。だからこそ、私も若い人たちに対して、つながりを大切にしながら接していこうと心がけています。

農村部で活動するようになった初期の頃、私は年上の看護助手とともに傷の手当をしていました。タイの看護師は、高いヒールとミニスカートを身につけ、処方箋を書くのが仕事のように見えました。これは医師不足という事情が関係している影響でしょうが、日本とタイでは看護師の役割は全く異なっていました。当時のタイでは、患者を世話する看護師の役割は、看護助手がしていましたので、私は年上の看護助手とともに働いていたというわけです。

ある日、私はその看護助手に対して、自分のやりきれない怒りの感情をぶつけてしまったことがあり、その光景を忘れることができません。それは今でも大変後悔している出来事で、相手のことを慮《おもんぱか》ることがない自分がいたことを認めざるをえません。当時のことを思い返すたび、できる限り感情を表に出さないよう心掛けないといけないと自らを戒めてきました。なぜなら、私も気がつかずに、相手に対して失礼なことをしてしまっていることがあると気づいたからです。

タイ人はあまり感情面を表現しない傾向がありますが、もしかしたら自重しているのかもしれません。タイ人は、穏やかで平和に過ごせることを好む傾向が強いからです。

また、二〇〇一年のチャンタミット社と好善社の相互理解のためのワークキャンプでは、「阿部さんがいるからキャンプに行きたくないと思っていた」と言ってくる人がいました。もちろん、いい気分はしませんでしたが、私はその言葉がきっかけで、その人に関心を持つようになったのです。その人に言われた内容は、私に対する批判ではあったものの、それがきっかけでつながることができたのですから、不思議なものです。しかし、本当にその人が私のことを嫌であるなら、私とのつながりを持たないで済むように行動するはずです。私への批判をあえて伝えてこられたということは、何かしらの関係が生じてもよかったからだと理解し、相手の考えを務めて聞くようにしました。そうすることで、また一歩彼の考えを理解することができるからです。

しかし、時には上手くいかないこともありました。これは最近のことですが、長年の関りがある人たちと一緒に一週間の訪問をしていた時、その中の一人が突然爆発したかのように怒りの感情を露わにし、私にぶつけてきたのです。どうやら、数日前から私に対して強い不満を持っていたらしく、それが限界に達したようでした。相手が私に対して強い不満を持っていることはわかりましたが、その不満がどのようなものであるかは、私には想像がつきませんでした。なぜなら、まったく私は気づいていなかったからです。

そこで、私はその人にお願いし、その不満や怒りの理由を話してもらうことにしました。怒りの内容を聞きながら、私は、その人の気持ちに気づかずにいたことを申し訳なく思ったのと同時に、長年その人が言えずにいたことを、私に直接言うことができるつながりが出てきたと感じました。そして、私が気づいていなかったことを教えてくれたその人に対して、感謝の気持ちでいっぱいになったのです。

これらの経験を通し、私は人間関係で何かあっても、その関係を断ち切る前に、その状況の中で「自分ができることは何か」を考えるようになりました。人間関係を切ろうと思えばいつでも切ることができますが、そうなると、いずれ誰もいなくなってしまいます。もし、私が相手を断ち切りたいと思う瞬間があったとしても、自分の時間を止めて、冷静になり俯瞰の目で自分の気持ちを見直すことができるなら、その関係性は途絶えません。一時の感情というものは激しく勢いがあるため、思い切った判断をしがちです。それに気づいてからは、私自身が「この人は自分にとって大切だ」と感じたら、私から関係継続をお願いしなければならないと考えるようになりました。私が大切だと思う人はみんな、私にはないものを持っています。それは瞬時にわかることは少なく、多くの場合、関係が長く続いてはじめて知ることがほとんどでした。

もし私が、相手の気に入らない面ばかりに囚われていたら、相手の魅力に気づくことはありません。それはとても残念なことです。つながりがあるからこそ、他人の魅力に気づく機会を得られます。だからこそ、安易に人間関係のつながりを断ち切ることは惜しいと思うようになったのです。

私は今も、私が気づかずにしている言動で不満に思うことがあれば、ぜひ知らせてほしいと相手にお願いしています。なぜなら、それは自分で予想できないことであり、教えてもらってはじめて知ることだからです。自覚があるのに、わざわざ故意的に相手に不満を抱かせるようなことをする人がいるでしょうか。意図的な場合を除き、誰もが知らず知らずのうちにそうしてしまうのではないかと私は思います。

嫌な気持ちを抱えながらも私に関わり続けた人たちには、一体どれほどの負荷がかかっているのだろうかと時に私は考えます。その大変さは私には想像もつかないことですが、一方で、言い合うことができる程の関係になるよう、つながりを保ちたいと考えています。

タイ国青少年ワークキャンプ

タイ国で行った全十五回のワークキャンプには、トータルで日本人が九六名、タイ人が三五五名参加しました。ワークキャンプは基本的に年一回の開催ですので、子どももたちをはじめとする参加者には、毎回一年ぶりに会うことになります。開催のたびに、特に子どもたちは一年の間にこれほど成長するのかと驚かされます。また、再参加する青年たちの働きは年々良くなり、その目覚ましい活躍ぶりを見るのも、私の楽しみの一つです。

ワークキャンプの参加総延べ数は一、一八七名で、各回の参加者は平均七九名、参加回数の平均が三・三回でした。この活動はハンセン病問題を正しく理解する場の提供、また地域の青年リーダーを育てる目的ではじまりましたので、何度でもワークキャンプに参加したいと思ってくれる人たちがいることに、私は大きな喜びを感じています。

中学三年で参加した日本人は、ワークキャンプに参加した後からハンセン病について調べるようになったそうです。彼女は大学入学後、もっと多くの人にハンセン病の問題を知らせたいと考え、自分で資料を作成し、それを英語に翻訳して友だちに伝えるという行動を起こしました。また、彼女はそれを「第16回ワークキャンプ」の時に、オンラインでタイ人に披露されました。いずれも彼女が自発的に行ったことでした。

また、ワークキャンプの交流時間に、ハンセン病についての情報をどのように広げていきたいと考えているかについて、彼女は参加者に共有してくれました。

彼女のそういった行動に影響されたのでしょう、タイの青年たちが、改めてハンセン病について知ろうと行動しはじめたのです。彼らの周りにもハンセン病による後遺症を持った人たちがいることや、偏見差別の問題を抱えて生きている人たちがいることを改めて認識し、ハンセン病に関して考える機会を作ろうというプログラムが、ワークキャンプ後のリユニオンに追加されることになりました。ワークキャンプの参加者が自発的に新しいプログラムを作るということは、とても画期的な出来事でした。

タイ国でのワークキャンプの後に、日本の参加者は以前のキャンパーたちが参加するリユニオンも毎年開催してきました。そして十回目のリユニオンにはタイの青年たちも日本へ招いたのですが、その中で印象に残っている出来事があります。

一回目のワークキャンプから、リーダーとして参加し、サポートしてくれたある青年が、こう言ったのです。

「実は、これまではなぜこのような活動をするのか、理解できずにいました」

その青年は、回復者村に派遣されていたチャンタミット社で働く伝道者の子どもで、これまでは親に促されて参加していたようです。しかし、日本でのリユニオンに参加し、「周りに言われるがまま何となく参加するのではなく、能動的に参加することが大切だ」と思うようになったそうです。青年は、単に参加して作業をするのではなく、自分や人の成長を目指して取り組むことに、大きな意味があるという気づきを得たようでした。

そこから、青年は自分の気づきを若い世代に伝えていきたいと考えるようになり、彼らに伝わることを目標にしながら、タイでのリユニオンをはじめとし、事前準備相談会やワークキャンプなどの企画に参加する青年を育て、参加者が自発的に来るようなワークキャンプに変えていこうとするようになりました。

このように、ワークキャンプやリユニオンに参加していた青年たちが成長し、次の働き手や村のリーダーになっていっています。青年たちが自ら気づき、自らの想いを乗せて発する言葉はとても気持ちがこもっていて、希望に満ちていると私は感じます。人が行動するうえで大切なのは、やはり主体性があるかどうかです。取り組むことの意味を自分で探して見つけ、自らの意思で選び、判断していくことこそが、次へのつながりを生むのだと、青年たちを通して実感してきました。そして、その主体的な選択は、確実に「生き抜く力」を育みます。

私はこれからも、若いワーカーとの協働についての経過や、年代を超えて人が協働し続けることがいかに大切であるかを、さまざまな人たちに伝えていきたいと考えています。

私が関わる人たちのこと

当たり前のことですが、私が関わる人たちには、彼らが抱くそれぞれの思いがあると思います。私はそれをカンチャナ先生に指摘されてはじめて気づきました。相手に良かれと思ってしたことが、相手にとってそうではなかったということは、私以外の多くの人も経験があるのではないでしょうか。

タイ派遣の前任者たちは、タイの人たちがいろいろなものを準備してくれ、タイに迎えられたようです。タイでの生活に少しでも役立つなら、と受け入れ側のタイの人たちが考えに考えてのことだったでしょう。しかし、現実には必要のなかったものも多数あったようです。おそらくこれはこの逆も然りで、どの人にも起こりうることでしょう。また、職場に限らず、家庭や教育の場、友人同士でも同じようなことは生じているはずです。

前任者たちの経験を知り、私は欲しいものをリクエストする、あるいは自分でそろえることにしました。希望するものは何か、欲しいと思っているものは何かを率直に相手に話したのです。そのおかげか、私はタイに行ってからもよい環境下で働くことができ、問題なく過ごす場所を与えてもらうことができました。まさに前任者の経験があったからこその恩恵です。

先にも述べましたが、私のタイでの生活を今も支えてくださるタイ人の一人は、理学療法士です。彼女はハンセン病のことをまったく知らなかったのですが、赴任した病院が元ハンセン病の療養所という、回復者の村人を対象とした活動をしていました。セルフケアクリニックでは、理学療法士がハンセン病患者や回復者の筋力測定を行っていますので、それが彼女の最初の仕事になりました。彼女は独自にハンセン病を学び、研修を受け、また私の仕事やケアの方法を見よう見まねで覚え、以後ずっとハンセン病患者や回復者のケアに関わり続けています。そのようなことから、新病院ができて移転するとき、彼女の担当する理学療法棟の分野に、セルフケアクリニックが組み込まれるようになりました。私とはその頃からのつきあいです。

私よりも十五歳年下の彼女は、私のタイ語が拙《つたな》くて上手く話せなくても、私の言いたいことを察して理解されます。今、私が携帯電話をそれなりに操作できるのも、彼女がその時々に機種の更新を私に促して、その都度購入から使い方まで手ほどきをしてくださったおかげです。彼女がいてくれるから成り立つのは私の生活も同様で、仕事や活動以外のあらゆる面で、私は彼女に支えられてきました。

このように、前任者がつなげてくれたことを支えるのは、私一人ではありません。異国の地で働く私をさまざまな人がサポートしてくださり、理解しようとされたからこそ、私の今があり、そのつながりも途絶えることがなかったということです。

コンケンの病院を退職した私は、現在、チャンタミット社の高齢者会活動に協力しています。具体的には、月に一度、私が以前に活動していたコンケンの村へ行き、その村の高齢者会活動に協力しています。その際は、現状を知るために、スタッフや高齢者たちが何を希望しているかを聞きつつ、彼らとの交流を図ることを心がけています。また、それ以外にもスタッフとの意思疎通を深めるために、活動の前と後にスタッフとの打ち合わせの機会を二回設け、各自の役割分担等と必要経費を明確にして共有しています。これは私を取り巻く人たちが、そのように私と関わってくださったからできたことですが、そのおかげでスタッフや高齢者たちは、私を身近に感じてくれるようになり、関りもスムーズになってきているように思います。

また、「第16回ワークキャンプ」では、若い青年が六名参加されました。彼らは中学生と高校生ですが、若さゆえでしょうか、活動で生じる怖さを予想できない中でも、意欲的に何事にも挑戦しようとするその熱意の高さが素晴らしく、毎回私は若者の姿に感動します。

例えば、貯水タンクを作る際、道路の下に新しく配管を通さなければなりません。古い道具を使って取り組むわけですが、若い青年たちは当然そのような経験はなく、怖さや不安を覚えるはずです。しかし彼らは、わからないけれどもやってみるという姿勢で、意欲的に取り組まれたのです。その姿を見ながら、若い人の力強さに私もよい刺激を受けています。また、積極的に意見やアイデアを出してくれるのもうれしく、次のワークキャンプには彼らの出された意見やアイデアを最大限活かせるようになったらいいなと考えています。

このように、一つのつながりが別のつながりを生み、その中で得られたことをお互いに共有していくことで、さらにつながりが深まるのだと私は考えています。それは先入観や思い込みがあると深まりを阻害しますので、できる限り相手の話に耳を傾けるよう意識して関わっています。

実はタイの人たちは、なかなか自分の意見を言いません。そのような国民性なのでしょう。彼らから意見やアイデアを引き出すのは簡単なことではないのです。しかし、彼らが新鮮でよい意見やアイデアを持っているのも確かです。私は彼らを誘導するような聞き出し方はせず、ゆっくりと「質問されて、あなたはその問いをどう感じ、何を思ったの？」「何でもいいから浮かんだことを話してほしい」と付け加えます。何よりも、彼らが安心して自由に話せる雰囲気にすること、ゆっくり待つことを大切にしています。そうすることで、若者たちの思いを聴くことが可能になりました。

かつて、私を取り巻く人たちが、私の話や主張に耳を傾けてくださったように、私は別の人たちにそうすることを心掛けています。「正しい」「誤っている」「成功」「失敗」などの結果に囚われることなく、若者たちが主体的に自分の言葉で話せること、その環境があることこそが、新しくて若い芽を育むことにつながると私は考えます。

日本短期研修の案内と補助について

二〇〇〇年以降、チャンタミット社の関係者に日本を案内することが増えました。これまでに二十六回ほどその機会を得ています。来日された人は八八名におよび、毎回およそ五日間から一週間の日程を組み、私が日本の各地を連れ歩くというわけです。関係者と私が寝食を共にするその期間は、私が良かれと思うことを取り入れ、日本文化や日本の生活習慣を経験してもらうことに尽力しています。

あるとき、日本食を味わってもらいたいと鰻を食べにいきました。しかし中には鰻に対してよいイメージを持たない人もいて、食べてもらうのにひと苦労したことがあります。そのようなことがあったら、私は彼たちに、一度少しでいいから味見をして欲しいと伝えています。これは何事においてもそうだと思いますが、イメージや先入観だけで判断してしまうと、その事柄について、それ以上深く知ることはできません。「鰻は苦手」だと思っても、いざ食べてみると「こんなに美味しいのか」と喜べるかもしれないのに、それを一時の感情や先入観で放棄してしまうのは、もったいないと思うのです。

　せっかく日本にいるのに、日本のことを知らないままで終わってしまうのは惜しいことです。何事においても、知る機会を得たのなら、自分が嫌だと思っても、それに対して苦手なイメージがあったとしても、まずは一度試みてみましょう。試みたうえで、苦手、合わないと思うのであれば、それでいいのです。「知ったうえで、選ぶ」ことをしましょう。そうすることで、確実に広がるものや得られることがあります。食わず嫌いに限らず、経験したら案外よかったということはたくさんあるはずです。

　タイの人たちが日本に来た際、一様に驚いていたのが、日本の治安の良さでした。日本では、外に忘れ物をしても、そのままの状態で手元に戻ってくることがほとんどです。しかも、割と時間を置かずに発見されたり、手元に戻ったりします。これは世界的に見ても、大変めずらしいことだと考えていいでしょう。

　また、日本は公共の交通機関を含め、予定通りに運行されることがほとんどです。少しでも遅延すると、きちんと謝罪があり、それが当然とされています。公共のトイレをはじめとする施設が綺麗なのも、タイ人にとっては驚きのようでした。公共のものや場所を綺麗に使うというのも、日本ならではかもしれません。

日本はどこに行っても整理整頓されていて、ゴミがほとんどなく、地方と都会の格差もあまりないとタイ人には映るようです。他国の人からも同じような感想を聞くことが多いので、外国から見た日本は、そのようなイメージなのだなと私は思っています。清潔で、整理整頓が行き届いている安全な国、日本。羨ましがるタイ人は多いですが、だからと言って、それがタイでの生活に影響することはほとんどありません。日本に行って感動したからといって、タイでの生活が変わることはほぼないようです。これは、おそらくどの国の人も、きっと日本人もそうなのではないでしょうか。

一方の私も、タイ人を案内するたびに驚かされることがたくさんありました。ある宿舎に泊まったとき、身体に布一枚巻いただけの状態で廊下を歩くタイの関係者がいるではありませんか。タイではそれが日常ですが、日本にそのような人はいません。みんな服を着て部屋を出ますから、見かけたときは慌てたものです。また、宿舎で入浴するときも大変でした。タイ人関係者は、他人がいる浴室には入ろうとしないのです。中にはお風呂に入らないという人も出てきました。そこで私は、他人が来ないよう浴室前で見張ることにして、その間に入浴してもらったということもあります。

これは単なる生活習慣の違いによるものですが、その生活習慣が違うだけで、喜べることが変わるのです。日本人にとってうれしいことが、タイ人にとっては迷惑だったり、困惑の原因になったりします。その逆もまた然りで、この日本案内を通し、私はそれを体感することができました。

日本のハンセン病療養所には、毎回必ず案内しています。一カ所の療養所をじっくり見てもらい、日本のハンセン病政策や歴史について、関係者に伝え知ってもらうのです。隔離政策のことを知ったタイ人の関係者は「日本に生まれなくてよかった。タイだから家族と離れずに済む」と言ったのですが、その言葉はとても印象に残っています。

もう一つ印象に残っているのが、病院を案内したときの出来事です。あるタイ人の看護責任者は、何度も訪問された親しい日本人から、「病院を綺麗にしましょう」と言われたそうです。そう言われたから、その人なりに綺麗にしていたそうですが、その後も同じことを言われます。なぜそんなにも綺麗にしろと言われるのかわからなかったそうですが、日本の病院を見てようやく「綺麗にする」の意味が理解できたと言います。つまり、タイ人の「綺麗にする」と、日本の「綺麗にする」は、まるで違ったということです。実は、同じような声は他にもありました。

人は、体験や経験したことがないことを指示されても、上手くできません。なぜなら、それがどのようなことか、見当もつかないからです。綺麗にしろと言われても、イメージさえつかないのですから、上手くできないのは当然でしょう。知らないこと、想像すらできないことが生じるその裏には、お互いの文化や慣習の違いが存在しています。自分がそれを知らない、ということにすら気がつかないのです。だから私は機会を得たら、まずは知って欲しいと考えています。

相手や自分が何を知っていて、何を知らないかは、つながり続ける中で気づくことも多々あります。「知っていると思っていたのに、そうではなかった」ということは、おそらく誰もが経験しているはずです。だからこそ私たちは言葉を使い、相手が知らないことをわかりやすく伝えることをしなければなりません。

それを理解していれば、相手が考えられないことをしても、卑下したり、見下したりするという感情は生まれないのです。私はタイでの暮らしを通し、現地の人に何がふさわしいかを考えて行動するようになりました。それが身についたからこそ、つながりを深めていく大切さも実感するようになったのです。

日本の医療援助者に対する協力

私は、日本の医療援助者に対して協力することを通し、これまでさまざまなつながりを持つことができました。それは、タイのハンセン病療養施設の見学だけにとどまりません。お互いに協力し合うことで、タイのハンセン病患者や回復者のケアを進めてくることができたのです。

そのひとつが、群馬大学の看護学生を受け入れたことです。学会などに参加する機会があり、日本のハンセン病認知の状態や情報を得ることができました。そのつながりから、看護学生実習受け入れにつながったのです。私は、日本の看護学生に、タイのハンセン病回復者の状況を伝えることができたのでした。

また、ある歯科グループとの協働も印象深いものでした。彼らとはタイだけでなく、ラオスのハンセン病回復者に対する歯のケアでも、一緒に活動することができました。彼らとの出会いは、私がコンケンに赴任した時のように思います。タイの回復者村の人たちに対する歯科診療と、フットケアグループ混合の巡回診療がはじまったのは、一九九六年からでした。その後、ラオスの歯科と連携し、私も年に二度訪問する機会を得ることができました。そうすることで、私は回復者村の人たちのフットケアを、ラオスの職員と一緒に継続することができたのです。

これは二〇〇三年からスタートした取り組みで、一年に二回のペースで活動を継続しました。私が看護師として参加したのは二十七回です。いずれも思い入れがあり、毎回学ぶことがあったように思います。

二〇〇七年、チャンタミット社創立二十周年という記念すべき年に、チャンタミット社は、タイの周辺国に援助を広げていく方針が決まりました。しかし、その後一向に周辺国への動きが見えません。前述したように、私には二〇〇三年からラオスの回復者村三カ所を訪ねる機会が二十数回ありました。二〇一六年一月にラオスのハンセン病担当者の協力を得て、好善社は視察のためにラオスへ向かいました。翌年には逆にラオスのハンセン病担当者を日本へ案内し、ラオスとのつながりが深まりました。その中で、回復者村の小学校が高台にあるために、その坂道を舗装する希望があることを知りました。そこで青年たちとのワークキャンプを開催し、坂道の道路を舗装する計画が持ち上がったのです。

その地域には、小学校や中学校はありましたが、高等学校はなく、進学を希望する若者は違う街へ行かなければなりません。そこで村長が地元の住民と相談を重ね、各戸から可能な額（毎月一〇〇円程度で二年間）を集めて資金を募り、高等学校の建物を造ることになったのです。集まったお金でほぼ建物はできましたが、壁や窓はそろわず、そのまま資金は尽きてしまいました。その教室には机も椅子もなく、電気はもちろん天井すらありません。その時に、村長が難民キャンプで出会った旧知の日本女性に相談をすると、彼女は村人が独自に建てた校舎に驚きつつ、日本の団体からの援助を得ることを提案、二教室分の机椅子等を急きょ準備できたとのことでした。

しかし、その建物の状態が学校として使用する水準に至らなかったことや、教師探しができず、教育局との合意が進まなかったようです。この翌年の好善社訪問時に、この日本女性（ビエンチャン在住）の案内を得て、高等学校の現状を知らされました。この後にコロナの影響を受けたため、私のラオス行きはしばらく実現しませんでしたが、昨年九月にようやく彼女を訪ねることが可能になり、回復者村の女性たちのステッチ手芸品を仕入れに出かけました。

彼女と再会したその時に、二〇二一年九月から高等学校を開校するに至り、開校二年目で新入生が倍近くに増えたことを知って私は嬉しく思いました。しかし、その時点で、進級した二年生の教科書がないことも聞いたのです。

私たちを案内してくれたビエンチャンに住む日本女性を通し、村人が独自に作ったその高等学校や村とのつながりを持つことができました。二〇二三年一月、好善社は高等学校の現状を把握するために該当地域を訪れ、村長と高校教師など、高等学校の関係者に直接会って実情を聞き、また現地を見学もしました。この訪問は、その時に出会う機会のなかった教室で学ぶ生徒たちへのつながりを、私たちに意識させることになりました。現在は二年生が三十一名と一年生が五十名ですが、この九月に新入生となる予定の生徒数は、五十六名です。この新入生を迎える前に校舎の設備が整うことを願い、今、好善社は支援をはじめており、ゆくゆくは一五〇名くらいの生徒が学ぶ高等学校ができるのではないかと思います。

村人たちは、「子どもたちは教育を受けられないと、貧しさから脱却できない」という思いを以前から強く持っていて、中学校の建設を強く望み、二〇〇八年に日本の支援で開校したと知りました。高等学校は、本当に村人自ら自分たちのできる範囲で校舎を建設しました。できなかった部分を好善社が支援するというよい前例ができたと私は考えています。

支援において大切なのは、当事者たち主体で進め、彼らができるところまでは全力で取り組むことです。それがなく、全面的に第三者のサポートを受けてしまうと、当事者たちの思いは反映されなくなってしまいます。この村の高等学校建設においては、村で暮らす親たちの思いが、高等学校設立を実現させたといってもいいでしょう。また、そのような状況だったからこそ、好善社は協力したいと考えたのです。

好善社はチャンタミット社との相互理解を深める目的で、一九九二年からタイ国の回復者村でワークキャンプを始めました。日本人と現地のタイ人の参加者数はほぼ半々だったのですが、当時私は宿舎等の準備をしながら、通訳はどうするのだろうと考えていました。タイでの開催において、通訳については議題として取り挙げられなかったのです。私の思いでは、通訳については何の話し合いもされないまま初日を迎えたため、私は通訳まではいかずとも、日本人とタイ人の仲立ちをすることにしました。

しかし、今の私は理解できます。通訳をどうするのか、その話し合いがないままの状態に意見をせず、私が通訳をしなければならないと勝手に思い込み、私が一人で勝手に判断して動いてしまったことこそが、大きな見落としであるということを。

今になり、このキャンプがどれだけ大変だったかを周りから指摘されます。当時の私が、自分が疑問に思ったことを口に出し、それをスタッフと確認し合っていれば、状況は変わったでしょう。一つひとつのことを情報共有し、個人が疑問に思ったことは言葉にしてチームに伝え、お互いに確認し合っていく必要があるのです。私はそのことをここ数年でようやく気づくことができました。

二〇一三年に行った九回目のワークキャンプでは、六回目から参加しているオーストラリア人の希望があり、英語の通訳をつけることになりました。それまで、青年たちはお互いにわかる範囲で交流をしていましたが、そのワークキャンプでは参加者は通訳を頼り切ってしまい、彼らが自発的に話すということがなくなってしまったのです。私はそれが残念でなりませんでした。行き過ぎる支援は、経験の機会を奪ってしまうということに気づいた瞬間でした。

「相手にとって良かれと思って」という思いは、時に混乱を呼び、時に相手が経験する機会を奪ってしまいます。良かれと思ってしたことは、あくまでも支援側の推測に過ぎないということに、多くの人が気づくべきでしょう。援助や支援をする場面でも、主体となるのは、支援される人や地域であるべきです。援助者や支援者は、主体となる人や地域の意向に沿い、彼らが本当に困っていることにのみ協力する方がいいのではないでしょうか。そうすることで、本当に彼らが必要とするものを着実に届けることができると私は考えます。

「良かれと思って」したことが、相手の本来持つ良い性質や力を損なうだけでなく、経験する機会を奪い、結局は物事をすっかり台無しにしてしまったということはよくあることのはずなのです。

振り返ると、ワークキャンプの通訳についても、通訳者にすべてを任せるのではなく、役割分担をすればよかったのです。タイ語から日本語に訳すのは日本人が行い、日本語からタイ語に訳すのはタイ人が行うなど、役割分担をしながら取り組むことができたなら、参加者はもっと主体的に参加したでしょう。

何かをする際、すべてにおいて、協働を意識することが大切です。一人が全部を担うのではなく、参加者みんなで分かち合いながら、取り組む。そうすることで、一人ひとりの意欲を引き出すことができると私は考えます。主体的に取り組むということは、自分は当事者の一人であるという意識をそれぞれが持ち、どのようにして周囲の人に関わるかを各人が真剣に考え、それを行動につなげていくということを言うのではないでしょうか。若い人たちには、それを言葉に頼らずにする経験を積んで欲しいと私は願っています。

そのような考えもあり、今後、私はラオスの回復者村で受け継がれてきたステッチ刺繍が継続され、それを仕事にする環境を整えることに尽力したいと考えています。豊かな色彩と素朴なデザイン、伝統的な模様が特徴のステッチ刺繍で作られた小物類は、お土産としても質の高いものです。ステッチ刺繍を彼らが覚え、それを後世に受け継いでいくことができれば、彼らは食べるのに困らなくなるでしょう。それが続き、受け継がれる環境づくりに個人的に携わりたいと考えています。

タイでは今も奨学金事業を行っていますが、ステッチ刺繍が根付けば、ラオスには奨学金事業が必要なくなるかもしれません。お金そのものを支援するのではなく、お金を稼ぐ手段をともに考え、彼らに身につけてもらい、それを活かせる環境を作る。そして、それを次に伝えていくことが、お金よりも必要とされているように私は思っています。

また、伝統としてタイやラオスに伝わる手芸を絶やしてほしくないという個人的な思いもあります。なぜなら、それは間違いなく多くの人がつながることにより受け継がれてきたものであり、先人が乗り越えてきた過酷な歴史や運命がそこに見え隠れするからです。

今でも決して豊かとはいえない生活の中で、少しでも生活の足しになるようにと受け継がれてきた技やそこに込められている先人の思いが、この先も未来の人々に受け継がれ、伝わり続けてほしいと私は願っています。

第六章　備えられた出会い

ゴルゴダ教会で見た光景

二〇二三年三月、私はアムナーチャルーンのゴルゴダ教会で礼拝に参加しました。一九八六年に好善社はゴルゴダ教会に新会堂を寄贈するなどしたこともあり、古くから交流を持っています。

ゴルゴダ教会の礼拝では、牧師が前に立ち、集まった人たちに挨拶をしたあと、私たち訪問者を紹介されました。この時の参加者は大人二十二名、子どもはよちよち歩きの幼児を含む二名と少なめだったこともあり、こぢんまりとして和やかな雰囲気の中、礼拝は順調に進みました。賛美の時間は、牧師がドラムでリズムを刻み、高校生と大学生が楽器を奏で、その母親が礼拝の司会をしながら、もう一人の参加者と一緒に歌っていました。

聞けば、聖書の勉強と説教は、何名かが持ち回りで担当しており、この日の担当はどちらも長老のようでした。礼拝の時間になると、プロジェクターを使って讃美歌と聖書などが映しだされました。おそらく説教者の長老にはその映像が見にくかったのでしょう。彼は、最前列に座っている参加者に聖書を読み上げるように頼んだのです。参加者は、嫌がることもなく、ごく自然にそれに対応し、長老の代わりに聖書を読み上げられました。それは「いつも通り」だったようで、参加者もそれをごく自然のものとして受け入れているようでした。

和やかな雰囲気で礼拝は進み、やがて終了を迎えました。礼拝終了後、参加していた高齢者数名を車で送っていく人がいましたが、迎えも彼がしていたようです。私たちが教会への道を車で通った時に、かつての長老が気持ちよさそうに歩いて来る姿にも出会いました。彼は高齢ですが、その足取りは軽快でした。

最初は、これまで参加した礼拝とそう変わらないと私は思っていたのですが、一連の様子を見るうちに、かつてこれほどまでに全員が意欲的に参加している礼拝があっただろうか、と驚きを覚えたのです。参加者の一人ひとりが何かしらの役割を担っていたのですが、そこに一切の義務感を感じることはありませんでした。また、「ただその場にいて、参加しているだけ」という参加者も見当たりません。礼拝に参加している誰もが、無理なく自分にできることを自然にしていることが見てとれるのです。全員が真の意味で礼拝に「参加」していて、そこには確かに彼ら各々の居場所がある、そのように私は感じ、深い感銘を受けました。

この光景を思い返すと、あれほどに一体感のある礼拝を見たのははじめてだったとやはり思います。これまでの私は、「協働」を常に意識し、活動やワークキャンプなどに取り組んできました。参加者が意欲的に、能動的に動くにはどうすればよいか、その点は特に意識をして考え、担当者に案を提供してきたと思っています。しかし、ゴルゴダ教会の礼拝を見て、私は「協働」の真の意味をあまり理解していなかったとさえ思ったのです。

ゴルゴダ教会の礼拝は、彼らがこれまでに長年積み重ねてきた日常により作り上げられたものだと感じました。参加する人は、若者が減り、高齢者の占める割合が圧倒的に多いというのが現状です。それゆえ、運営側も高齢化が進んでおり、以前と比べてできることが減り、できないことが増えたに違いありません。

しかし彼らは、それを受け入れ、できないことは他の誰かに委ねることで自然に補い合い、礼拝を継続しています。それがごく自然に根付いたのが、あの礼拝だったのでしょう。それぞれが相手を信頼して委《ゆだ》ね合い、自分も無理をしない範囲で礼拝に関わり続けていますが、そこに義務感はありません。そのような時間を積み重ね、彼らがつながりを維持し続けたからこそ、あの一体感がにじみ出ているのだと私は感じました。そのような関係性を他者と築くには、お互いに対する絶対的な信頼が根底にあることが必要でしょう。おそらく、彼らにはそれがあり、違う世代にも受け継がれているのです。だからこそ、あのような良い調和と一体感を醸し出せたのではないでしょうか。

そのようにつながり続けるには、その場所に各々の居場所があるかどうかも重要です。ゴルゴダ教会の礼拝参加者は、時間をかけ、自力でそれぞれの居場所を教会の中に作り上げてきたのでしょう。それは誰かに強要されて作ったものではなく、おそらくですが、彼らは強く望んでそうした、というわけでもないように思います。

「教会に居場所を作ること」は、日常生活の一環として当たり前のように存在し、食べることや眠ることと同じくらい自然に彼らの生活に根付いているのです。だから、「やらなければならない」という感覚はないのではないかと私は思います。彼らにとって教会にいること、礼拝に参加することは、日常にある習慣の一つなのです。決して特別なことではありません。だからこそ、誰もが安心して、そこに居続けることができるのだと私は思います。

この礼拝に参加してから、私は次のようなことを思うようになりました。

「私も今後は他者とこのような関りをしていきたい。そして、このゴルゴダ教会のような居場所作りをしたい」

私が、自分の次のステップとなる「目指すもの」を、明確にイメージするきっかけとなった出来事でした。

すべての出会いは備えられている

ゴルゴダ教会を訪問した時、本書の執筆が佳境に入っていたこともあり、私は自分の軌跡について振り返る機会が何度もありました。一つひとつの活動について、記憶をたどりながら、当時何を感じていたか、どのような思いでそれを選んだのか、これまでの出会いは私にとってどのような意味があったのかなどを、これまでにないほどに、じっくりと考えていた時期だったのです。だからこそ、教会の光景が心に響いたのかもしれません。もし、これが一年前であったなら、私はこれほどの感銘を受けることはなかったかもしれないと思います。

起こる事象は同じであっても、自分の意識が何を捉えるかは、その時の状況や心境によって異なると私は考えます。私が本書を作ることを選んでいなければ、自分の軌跡について、ここまでじっくりと振り返ることはしなかったかもしれません。もちろん、節目で振り返ることはしたでしょうが、自分だけで振り返りをするのと、他者に向けて本で伝えるのとは訳が違います。それまで感じたことや考えたことを他者に説明するためには、一歩二歩と深く自分の中を進み、自分自身のことや得てきた経験を、より鮮明に思い出さなければなりません。本のために、これまで携わった活動やワークキャンプのことをより詳しく思い返し、「協働」についての見解も明確な言葉で表現する必要があったことから、余計にあの光景が私の心に響き、突き刺さったのではないかと思います。

つまり、すべてのタイミングが合ったからこそ、私は教会の光景に出会うことができました。もし突発的な事情が生じ、十分遅れての参加になっていたら、私はまた違う印象を持ったかもしれませんし、あの一体感を感じ取ることすらできなかったかもしれません。「これまで参加した通りの礼拝」という感想で、帰路についたかもしれないのです。

私は、「出会い」というものは、すべてにおいて「備えられている」と考えています。キリスト教では、「出会いは必然であり、それらは備えられた（用意された）ものである」と説きますが、私がキリスト教を信じていなくても、「出会い」についてはそのように捉えたでしょう。なぜなら、理屈だけでは説明のつかないことが、出会いにはあるからです。

それは、人との出会いに限ったことではありません。場所、時間、経験、食べ物などの物質的なこともですし、書籍や音楽や映画などの作品もそうです。もし違う道を選んでいたら、もし違う時間の飛行機に乗っていたら、もし違う選択をしていたら……これまで出会った人や出来事は、まったく異なるものであった可能性があります。また、私の周りにいる人たちとの関係性も、今とは変わっていたかもしれません。それを思うと、すべてのタイミングが合ったからこそ、出会うことができた人であり、機会、出来事といえるのではないでしょうか。

いずれの出会いにも、人智を超えた大きな力の影響があり、私はその出会いを授《さず》けていただくことができた……そのように捉えています。これは、以前から思っていたことではあるのですが、ここへ来て、改めて実感するようになりました。

同時に、これまでにない視点からの疑問を抱くようにもなりました。それは、「そのように授けられた出会いを通して、与えていただいた人や出来事、ものを、私は十分に生かすことを考えていただろうか？」ということです。それには及ばなかったと感じる出来事は確かにあり、それを思い出すたびに自らを省みます。

出会いを十分に生かすには、何と言っても、目の前に起きている事象や出会えた人たちと、真摯に向き合うことが大切です。相手の話にしっかりと耳を傾け、臆することなく意見を交わしながら、少しずつ歩み寄る。それを繰り返していくことで、お互いを信頼し、理解し合うことにたどり着けます。しかし、誰に対してもそのようにできるとは限りませんし、私自身も、すべての出会いにおいて、そのようにできたわけではありません。粘り強く取り組んだけれど、その域には至らなかったという出会いも確かに経験しています。

一方で、そこまで深く考えずにしてきたこと、選んだことも多々ありますが、それでも必ず何かにつながるのだ、ということも自らの経験を通して感じています。これは感謝すべきことであり、だからこそ、この気づきを得た「今」からは、より「つながること」「つながり続けること」を意識しながら、一つひとつの備えられた出会いを心から喜び、相手にもそう思ってもらえるような行動を取っていきたいと考えています。

ハンセン病とのつながり

これまでお伝えしてきたように、私の活動はほぼすべてがハンセン病とのつながりで生まれたものです。教会、好善社はもちろん、宮古島以降の日本での勤務、台湾への訪問、そしてタイで活動をするようになったこと、そのすべてにおいて、つながりの根底に在るのは、ハンセン病でした。そしてそれは、今後も続くでしょう。

私の出会ってきたハンセン病患者や回復者は、彼ら自身の病気や現状について伝える機会を遮られ、世の中から排除されるかのように過ごすしか選択肢がなかったと、私は考えています。しかし、その中で書くことを通して、自分の思いや気持ちを発信されてこられた人たちの存在も確かにあります。時代や政治的背景、医療事情などもあり、彼らは長期にわたり、隔離された生活を強いられました。そして、悲しいことに、それはハンセン病について解明が進み、治療法が見つかってからも、彼らの日常に影響を与え続けています。

彼らが置かれている状況や環境について、彼ら自身がどのように感じ、どのように病気と向き合ってきたのか、それを多くの人が知ることになったのは、ごく最近のことです。彼らには、その時々で伝えたいことが溢れんばかりにあったのではないか、と私は時折考えます。しかし、その機会を与えられることはほとんどありませんでした。

それなのに、彼らは絶望的な状況であっても、自分でコントロールできない環境におかれても、常に生きること、生きていることへの感謝を忘れず、限られた中でも楽しみを見つけ、生き抜いて来られたように私は感じています。彼らの生きる姿勢に学ぶことは大変多く、彼らの生きようには人間の強さを感じて来ました。実際にその姿を間近で見て感じてきた私が伝えて行こう、私だから伝えられることがあるのではないか、そう考えるようになり、今に至ります。

私が伝えたいのは、ハンセン病の歴史だけではありません。ハンセン病患者や回復者、その家族がどのような思いで日々を過ごし、何を経験してきたか、そのことを伝えていきたいのです。私が見聞きしたこと、知ったことを次の世代に伝えることで、若い人たちが何かしらを感じてくれればいいと願っています。

これまでも、希望が見い出せないという状況は、数多くありました。それでも「これ以上悪い状態にならないように」と考え、できることを探して継続する。その大切さと、その積み重ねが生み出すことの大きさを彼らに教えてもらい、実際に私もそれに倣うように行動してきました。

世界や日本は、新しく出現したウィルスにより、混沌とした状況に陥りました。大きな影響を受けた方のつらさは如何ばかりであっただろう、と心が痛みますが、もしかしたら、これからもそのような状況に陥ることがあるかもしれません。

また、今も先は見えず、世界情勢や日本は不安定な状態が続いています。いつそれが終わるかは、誰にもわかりません。連日の肯定できないようなニュースは、容赦なく私たちの心を不安の壁に押しやります。希望がまったく見えない、と思っている人もいるでしょう。

しかし、どんな状況であっても、必ずできることがあります。そして、それを続けることで何かが必ず生まれるはずです。そう信じて、目の前のことを一つひとつ取り組むことがいかに大切であるか、ハンセン病の歴史が私たちに教えてくれています。

私たちは、改めてハンセン病患者や回復者、歴史について知り、そこから学ぶ必要があるのではないでしょうか。「これ以上悪い状態にならないように」そう考えて、小さなことから取り組み、それを継続していきましょう。そうすれば、いつか必ず何かを得ることができるはず、と信じて。

ハンセン病を通して経験してきたことは、私の生きる核となっています。ハンセン病と関わり、ハンセン病患者や回復者とつながりを持てたことで、私は、私自身がおかしいと思ったことを放置せず、自分で意識的に問いただす日々を送りたいと考えるようになりました。そして実際に、自分で自分の心を何度も確かめながら、これでよいのかと問いながら、生きることに努めてきました。

繰り返しになりますが、これまで私がしてきた活動は、決して私一人だけで成し得たことではありません。私とつながってくださったすべての方がいてくださったからこそです。そして、何よりも、好善社のサポートやチャンタミット社の人たち、家族の許しがあってこそ、成立してきたことでした。それを私に気づかせてくれたのもまた、ハンセン病患者や回復者、その家族の存在です。彼らの思いや記憶、何より、その人たち自身の存在を、私はこれからも伝えていきたいと思っています。彼らの生き方を多くの人が知る機会が生まれること、そしてそれが増えていくこと。それが私の切なる願いです。

「伝えていますか?」

私がこれまで出会ったハンセン病患者や回復者は、「つながり」を感じたことがきっかけとなり、治療や生きることに対する意欲が生まれたと私は感じています。「この病気は一生続く」「この傷は一生治らない」と言って、自ら治ろうとしなかった人たちが、「つながり」を感じたことがきっかけになり、だんだんと積極的にセルフケアに取り組むようになった様子を何度も見てきたからです。

「洗うことが傷の回復につながる」と体感したから、生活習慣にセルフケアが根付いた人。生きることを諦めたかのように横たわっていたのに、周囲のサポートを得られるようになって、治療や養生に意欲がわいた人。そのほか、さまざまなつながりが、彼らの生きる意欲と力を生み出すきっかけを作ったと私は感じます。

なかでも、彼らにひときわ大きな影響を与えたのは、「人」とのつながりでした。他者と言葉を交わす、他者の気配を感じる、誰かが自分のことを心配したり気にかけてくれる。その一見、他愛もないように思えることが、生きるエネルギーを呼び覚まし、彼らに意欲を与えるきっかけとなったのです。

「生きる意欲は、つながりを実感することで生まれるもの」。私はそのように捉えるようになりました。

私がその女性を知ったのは、ずいぶん前のことですが、書くことを通して、ご自分の存在を発信されて来られたお一人です。その方の綴った詩が今も私の心に刻まれています。ここで彼女の詩を一つご紹介しましょう。

胸の泉に

塔　和子

かかわらなければ
　この愛しさを知るすべはなかった
　この親しさは湧かなかった
　この大らかな依存の安らいは得られなかった
　この甘い思いや
　さびしい思いも知らなかった
人はかかわることからさまざまな思いを知る
　子は親とかかわり
　親は子とかかわることによって
　恋も友情も
　かかわることから始まって

かかわったが故に起こる
幸や不幸を
積み重ねて大きくなり
くり返すことで磨かれ
そして人は
人の間で思いを削り思いをふくらませ
生を綴る
ああ
何億の人がいようとも
かかわらなければ路傍の人
　私の胸の泉に
枯れ葉いちまいも
落としてはくれない

　　（『未知なる知者よ』海風社・一九八八年初版／詩選集『希望よあなたに』編
　　集工房ノア、二〇〇八年収録）

塔和子さんは十一歳でハンセン病を発症しました。十三歳で国立療養所大島青松園に入所し、療養を続けながらご結婚されています。一九五二年、特効薬によりハンセン病は完治しましたが、その後も園内で生活し、八十三歳で旅立たれるまでの約七十年という長い時間を、同園で過ごされました。

一九五七年あたりから詩を作りはじめ、一九六一年自身初の詩集である『はだか木』を出版されています。塔さんのドキュメンタリー映画（「風の舞――闇を拓く光の詩《うた》」宮崎信恵監督）もあり、ハンセン病回復者として「伝える」ことをし続けた存在ともいえます。

塔さんの詩にもあるように、関わらなければ何も生まれません。伝えることで関りが生まれ、それがつながりとなるからこそ、お互いに多くのものを与え合うことができるようになります。

私自身も、「つながり」を通して、多くのことを与えていただくことができました。私の訪問を「待っていた」と感じさせられた患者や回復者がいました。私が訪問を終えて帰路につくとき、私の姿が見えなくなるまで見送っておられた人もいました。ハンセン病患者や回復者が、言葉や行動で私に何かを伝え続けてくださったからこそ、つながりが生まれ、私は活動を継続することができたのです。彼らのその姿や言葉がうれしいから、また訪問しよう、また関りを持とうと思うことができました。「看護をする」「ケアをする」ということを通して、私は彼らから、大きな喜びと生きる活力を与え続けてもらったのです。

これはよく言われることですが、人は一人では生きることができません。この世に生まれたその瞬間から、必ず誰かが「生きること」をサポートしてくれます。以降、人は他者から多くのものを与えてもらいながら、成長することになります。

他者とのつながりが生むのは、良いことばかりではありません。お互いの至らなさで傷つき合うこともあれば、自分が気がつかないうちに相手を傷つけてしまうこともあります。どれだけ言葉を交わしても、わかりあえない、通じ合えないという人とも出会います。しかし振り返った時、そのことから理解したことや、そのことがあったからこそ気づけたということがあるのではないでしょうか。

絶望しかない、と思う状況に陥ったとしても、備えられた出会いにより、さまざまなことが組み合わさって、結果、人の愛情を知り、自分自身が大きく成長するということがあります。

一方で、それほどに頑張ったという思いはないのに、さまざまなタイミングが合い、やりたいことが見つかったり、実現したりということもあるのではないでしょうか。そのいずれもが、自分と誰か、何かがつながったことにより、授けてもらうことができたはずです。本書を読んでくださっているあなたにも、あったのではありませんか？

つながりというのは、実に不思議です。常に絶妙のタイミングで、絶妙の状況で、突然訪れるからです。私はそれを「偶然」と捉えて来たけれど、よくよく考えてみると、いずれのつながりも「必然」であったと感じます。なぜなら、どのつながりも無駄ではなく、すべてが次のステップへの架け橋となったからです。

では、そのつながりを生むきっかけとなったのは、何でしょうか。よく考えてみると、そのきっかけは、自分がふと口にした言葉だったり、何気なしに起こした行動だったりしたように私は感じています。

出会いは備えられている。私はそう考えていますが、だからといって、何もしなくていい、ということではありません。自分が願い実現させたいと思うことや、自分の気持ちや思いは、「伝える」ことをしてはじめて、他者に知ってもらうことができます。これは万人に共通することです。

どれだけいいアイデアや意見を持っていても、それを他者に伝えなければ、何かを生み出すことには至りません。気持ちや思いを伝えないまま過ごすことを選んだら、相手と理解し合えることもないでしょう。また、相手との間に生まれた誤解が解けることもありませんし、自分の本心や意図も、伝える機会すら生まれないのです。

その「伝える機会」を作るのは、他の誰でもない、自分自身です。機会を自ら作るのは、ほんの少し勇気が要ることかもしれません。しかし、その一歩を踏み出すことさえできれば、思った以上に多くのことを得られるものなのです。

何より、相手に伝えてはじめて「自分がわかっていなかった」「自分が気づいていなかった」「自分は大切なことを何も伝えていなかった」ことに気づくことができます。多くのすれ違いや誤解は、伝え足りないことから生じるものですが、その「足りない」ことも、伝えてはじめて知ることができるのではないでしょうか。

つまり、誰かに自分の思いや考えを伝えるということは、自分自身のことをもう一歩深く理解することができるということにもつながります。伝えることで生まれるのは、他者や物、時間、機会、経験とのつながりだけではありません。「自分自身」とのつながりも、伝えることで生まれるのです。不思議なもので、自分のことをよく知ることができれば、相手のこともより明確に理解できるようになります。自分のこと、相手のことを知るには、「伝える」が欠かせないというわけです。

私が本書を通して皆さんに伝えたかったことの一つに、もしあなたが「伝えるのは難しい」「できない」と感じていたとしても、その中から無理なくできることを見つけ、取り組んでみて欲しいということがあります。「そんな些細なこと？」と思うことからはじめればよいのです。小さいと感じたことほど、大きな一歩になるものです。そして、それを続けていくことで、必ず何かしらにたどり着くことができます。ほんの少し、重荷に感じることがあるかもしれませんが、つらいと感じるほどの無理にならないよう、休み休み続けていきましょう。あなたの中にある「伝えたいこと」は、もしかしたら他者に大きな力を与えるかもしれないのです。

繰り返しになりますが、混沌としているこの時代だからこそ、一人ひとりが自分の疑問を見過ごすことなく、それについて考え、意見を持つことが大切です。情報過多の世界であるからこそ、調べて終わるのではなく、自らの「考える力」を育てましょう。何が正解で、何が不正解かがわからないからこそ、自分で考えましょう。そして、何かしらの意見や見解にたどり着いたら、それが微力だと感じても、それに価値があるかどうかわからなくても、他者に伝えていくのです。これからはそれがより一層重要になる社会になると、私は考えています。

他者に伝えることでつながりが生まれ、たとえ意見が違っていたとしても、そこからまた新たな何かが生まれることがあります。そうしてつながりを持ち、それを拡大していくことが、大きな変容につながっていくのではないでしょうか。そのためにも、もっと人は自ら学び、考え、自らの手で伝える機会を作り、勇気をもって伝えていく必要があります。

混沌とした世界や社会を変えるのは、「個人」であることを忘れてはなりません。一人の小さな意見が誰かや何かとつながり、それがさらにつながりを拡大させることで、大きな輪が生まれ、やがてそれは力を持ちます。だからこそ、あなたの中にある気づきや疑問をそのままにせず、それを起点としながら考えを巡らせ、何かしらの方法で他者に伝えましょう。

また、伝えた相手や周りの考えにも耳を傾けながら、手を取り合ってつながりを作っていくのです。あなたにとって、不都合なことが起こるかもしれません。気分的に面白くないこともあるかもしれません。それでも、つながりを維持する理由を探し、自分の気持ちをすっきりさせ、相手を慮りながら、つながりを維持できないかを探りましょう。もちろん、無理のない範囲で。

そうすることがきっとまた新たな何かにつながります。そしてそれは大きな希望となって、やがてこの世界を支えるものになるのではないでしょうか。

私はそれを心から願っています。

エピローグ

今も続くハンセン病の問題

一九九六年になり「らい予防法」はようやく廃止されました。国が政策の誤りを認めたのです。

しかし、長きにわたり、社会に根付いてきた偏見や差別を、すべて拭い去るのは容易ではありませんでした。また、それらに晒《さら》され、耐えてきたハンセン病患者や回復者、家族が受けた心の傷を十分に回復させるまでに至っていません。

「らい予防法」は確かに廃止されました。だからといって、強制隔離の中で過ごしてきた入所者が、直ちに何事もなかったかのように社会に出ていけるはずもありません。

「らい予防法」が廃止された時、すでに高齢者となっており、ハンセン病による重い後遺症を負っている人も多数います。また、長期にわたり療養所でのみ過ごしたことや、未だ社会に残る差別や偏見などの影響を恐れ、療養所の外で生きることに大きな不安を抱く入所者が多いのです。

つまり、彼らにとって、もはや社会と療養所の外は安心して過ごすことができない場所になっており、彼らはそこに自分の居場所を見出すことすらできないというわけです。

ハンセン病の今〜今、できること〜

当たり前のことですが、ハンセン病患者や回復者は、私や皆さんと何ら変わることのない、同じ「人間」です。家族とともに暮らし、誰かの役に立ちたいと考え、夢や目標、希望を抱いて人生を歩みたい、そして平和に暮らしていきたい——誰もがそう思うように、きっと彼らもそう望んでいたはずです。

しかし、その夢や希望は、ひとつの政策と、その影響により生じた「大衆の目」により、打ち砕かれてしまいました。

家族と過ごすことだけでなく、本名を名乗ることすら許されない。自分の病気のせいで、家族の生活、人生にまで影響が生じてしまう。このような状況を強いられ、それでも生きて行かねばならない苛酷さを、皆さんは想像できるでしょうか？
厚生労働省が発行している中学生向けパンフレット「わたしたちにできること―ハンセン病を知り、差別や偏見をなくそう―」の中に、ハンセン病患者（入所者）のことばが掲載されています。

本当に怖いのは、らい菌なんかじゃないんですよ。
むしろ怖いのは、ハンセン病患者の苦悩をまともに見つめてくれない、壮健たちの目ではないか。私はそう思っています。
我々の苦しみから目をそらして、これを見ようとしない、
壮健社会の目こそ怖いのです。

（厚生労働省ホームページ　～わたしたちにできること～より抜粋）

＊

本書を手に取ってくださった皆さんに知っていただきたいのは、ハンセン病にまつわるさまざまな問題は、決して過去のものではない、ということです。

ハンセン病の実態については、ここへ来てようやく正しい情報が伝えられるようになりつつあります。しかし、それでも消すことのできない差別や偏見がなお残り、回復が難しい心の傷と「人生」があります。これらを取り戻すことも、回復させることも、極めて困難なのです。

それを踏まえ、私は皆さんに次のことを理解していただきたいと考えています。

・強制隔離生活の中で生きた証に学び、伝えること。
・正しい情報を得る大切さ。
・正しい科学的知識に基づいた理解の重要性。

私は、このことが差別や偏見をなくす大切な一歩になると心から信じ、願っています。

おわりに・阿部春代活動年譜

おわりに

私は長いことハンセン病の回復者に関わりながらも、その後遺症を抱えて生活される人たちのご苦労をなかなか理解することができませんでした。とりわけ、「知覚麻痺」という四文字で表す症状の影響がどのようなものであるかの理解に苦労しました。その「知覚麻痺」の大変さを知らしてくれた本が、『地面の底が抜けたんです』（思想の科学社・一九七五年刊）。著者の藤本としさんは、晩年、表紙絵のように和服姿でお座布団にちょこんと静かに座っておられました。著書で伝えてくれる知覚麻痺に対する表現はユーモアたっぷりで、大変であるはずの知覚麻痺によって起こる状態を、面白く伝えてくれました。

他にも私を開眼させた本があり、それが島比呂志さんの『奇妙な国』（新教出版社・

一九八〇年刊）です。この本からは、日本の誤った政策により、療養所の中に閉じ込められたハンセン病の患者さんたちが、その中でどのような生活を送らねばならなかったかを知ることができました。島さんは、「書くことは生きること」として書き続けられ、同人誌『火山地帯』を発行されました。私は同書を読み続けたこともあり、ご本人に対面でお会いし、「書くこと」の意味をうかがったことがあります。そのことが、私が今もどうにか報告書等を書き続ける基になっています。

日本の国立療養所入所者は年々減少し、二〇二三年五月一日時点で八一〇名、平均年齢は八十七・九歳となり、急速な高齢化にともなう終焉期を迎えています。併せて、コロナ禍の影響を受け、以前のような療養所への訪問もほぼ困難な状況が数年続き、親しかった療養所の人と電話で連絡をすることさえもしにくくなりました。今まさに、これまでの彼らとのつながりが、途絶えようとしているのです。

このような状況になり、私は一九七五年から始まった四十八年の関りの中で出会ってきた人たち、特にハンセン病の後遺症を抱えて生きる人たちとの出会いを中心に、私が看護を通して得てきたこと等を含めたその生きようを少しでも伝えることができたらとの思いで、この本に取り組んできました。私は療養所のキリスト者から強制隔離の中で培われた祈りと聖書による日々の信仰生活で獲得された生きた証を学び、それを次の世代へつないでいきたいと願うのです。

本書の製作過程で、私は改めて「伝える」ことの価値を、私自身が見出すことになりました。誰かに自分の思いや考えを伝えることは、自分自身のことをもう一歩深く理解することができるということです。自分のことをよく知ることができれば、相手のこともより明確に理解できるようになると言うことに改めて気づくことができました。また、「協働」の真の意味を理解することにもなりました。今から思えば、私の初回好善社ワークキャンプが、参加者のいろいろな思いを乗り越えて作り上げた協働だったように思えます。

しかしながら、じっくりと案を練って内容を構成するということに不慣れな私の性格から、動きが先になり、本の取り組みがなかなか進まないという状態になりました。それを見かねた長尾文雄社員（好善社社員であり、私に本の執筆を推奨してくれた方）が、助け舟を出して下さり、何度も相談に乗っていただきながら、数々の助言を授けてくださいました。改めて、長尾文雄社員に心から感謝を申し上げます。

言うまでもなく、好善社とタイ国のチャンタミット社を応援してくださる方々のご支援を受けて、これまでの私の活動は継続されてきました。この場を借りて、長年温かく見守りつつ、お支えいただきましたことに、心からお礼を申し上げます。

阿部春代活動年譜

年月日	事項
1975年3月21日	はじめて国立療養所松丘保養園を訪問
1975年8月	好善社ワークキャンプ（松丘保養園）に参加
1977年8月	好善社ワークキャンプ（宮古南静園）に参加
1977年11月	好善社100周年記念会に出席、宮古南静園に看護助手として派遣の天羽道子さんに出会う
1978年7月～81年1月	好善社派遣看護師として宮古南静園へ
1981年2月～90年6月	邑久光明園の看護師として勤務
1981年8月	好善社に入社、社員となる
1982年4月	好善社のタイ国ハンセン病施設訪問
1990年7月	好善社派遣看護師としてタイ国へ（1年間タイ語学校）

1991年7月	タイ国立ハンセン病療養所ノンソムブーンに赴任（現コンケン県立シリントン病院）
2009年3月	看護学雑誌『インターナショナルナーシングレビュー』（Spring 2009）に「国際看護の現場で行われるケアの特色」が掲載
2010年～2022年	日本の看護学校で「国際看護の実際」講義
2011年～2019年	日本の看護学生のシリントン病院実習に協力
2011年3月	読売新聞社第39回「医療功労賞」を受賞
2011年11月	社会貢献支援財団「社会貢献者賞」を受賞
2019年9月	コンケン県立シリントン病院での勤務終了
2019年10月～現在	タイ国で好善社のチャンタミット社支援事業の連絡・調整と、チャンタミット社の活動に協力

タイ国のハンセン病回復者施設とチャンタミット社活動地

2010 年

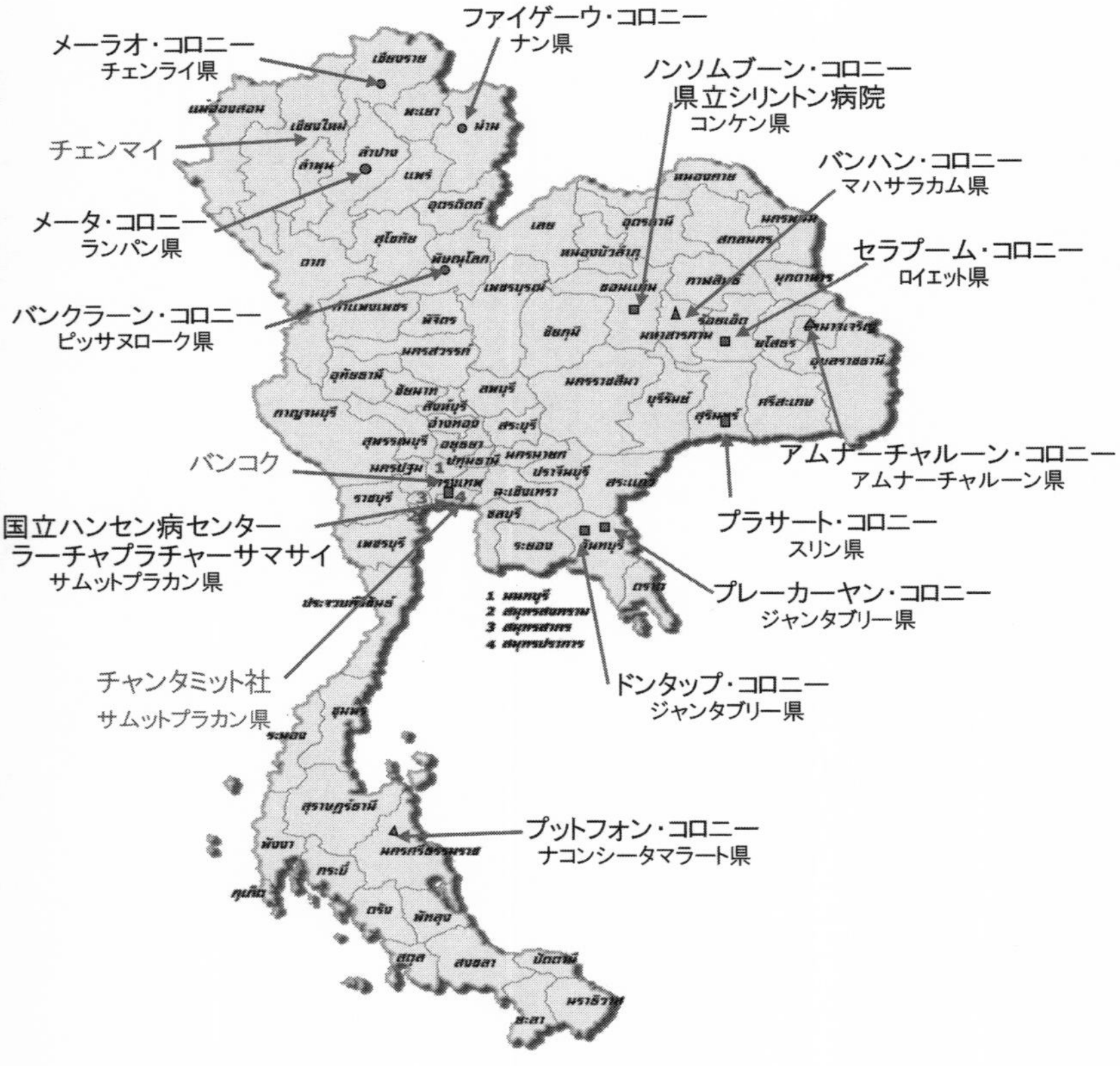

巻末資料

好善社の略史

1877年（明10）　好善社創立。

1894年（明27）　東京都目黒に私立病院「慰廃園」を設立。ハンセン病患者への伝道と医療を開始。

1905年（明38）　社団法人認可。

1942年（昭17）　慰廃園解散。（解散までの入園者は4、159人）

1945年（昭20）　国立ハンセン病療養所に対する伝道と一般社会への啓発活動を開始。

1949年（昭24）　療養所内の教会堂建設事業開始。アメリカ救癩協会（ALM）の資金援助で、1965年まで9教会の会堂を建築。

1961年（昭36）　長島愛生園内の「長島聖書学舎」設立・運営に協力。（1971年閉校）

1963年（昭38）　療養所における全国学生社会人キリスト者ワークキャンプを開始。第1回は長島愛生園で、最終回は1998年栗生楽泉園で実施した。その間の参加者・延べ約1、000名。

１９６９年（昭44）　東京山手教会で第1回一般啓発講演会を開催。社会への啓発活動を開始。
１９７７年（昭52）　好善社創立１００周年を記念。
１９７８年（昭53）　『ある群像―好善社１００年の歩み』を出版。
１９８０年（昭55）　台湾の医療伝道に協力を開始。（１９８８年まで）第1回教会生活研修会を多磨全生園で開催。
１９８２年（昭57）　タイ国への医療協力等を開始。
１９８７年（昭62）　タイ国の姉妹団体「チャンタミット社」設立支援・協力。（以後、協力支援継続中）
１９８８年（昭63）　タイ国ハンセン病コロニーへ看護師派遣。（阿部春代社員の派遣は１９９０年から）
１９９２年（平4）　タイ国ハンセン病コロニーへ管理栄養士を派遣。タイ国にて第1回ワークキャンプ開催。（チャンタミット社と好善社両社員によるキャンプは４回を数える）
２００２年（平14）　タイ国チャンタミット社の保育所建設に協力。国内療養所入所者有志により「タイ国ハンセン病施設教育基金」設立。好善社創立１２５周年を記念。
２００４年（平16）　棟居勇理事長、専任となる。

２００５年（平17）　第1回日・タイ青少年ワークキャンプをタイ国で開催。以後２０１９年まで15回を数える。

２００７年（平19）　好善社創立１３０周年を記念。チャンタミット社創立20周年を記念。（式典に棟居理事長他理事２名出席）

２００８年（平20）　3月、阿部春代社員、「大山健康財団賞」受賞。

チャンタミット社職員ポンティップ伝道師の日本研修を支援。

２０１０年（平22）　チャンタミット社社員グソン伝道師日本研修を支援。

２０１１年（平23）　3月、阿部春代社員（現理事）読売新聞社「医療功労賞」海外部門を受賞。

11月、社会貢献支援財団「社会貢献賞」を受賞。

２０１２年（平24）　好善社創立１３５周年を記念。

２０１４年（平26）　4月1日、「公益社団法人」となる。代表理事に棟居勇理事就任。

２０１６年（平28）　5月、三吉信彦理事、公益社団法人好善社代表理事に就任。

２０１７年（平29）　チャンタミット社創立30周年を記念。（11月の式典に三吉代表理事他４名と社員1名が出席）

２０１８年（平30）　11月17日、故藤原偉作元理事長没後20年記念会開催。記念誌『藤原理事長と私』を発行。

２０１９年（令１）　阿部春代社員のタイ国コンケン県立シリントン病院での医療協力活動、９月末をもって終了。その後もタイに留まり、活動を続ける。

２０２２年（令４）　11月19日、好善社創立１４５周年記念礼拝・慰療園記念碑設置感謝会を開催。

（資料）ハンセン病に関する法律等

１８７３年（明６）　ノルウェーのアルマウェル・ハンセンがらい菌を発見。

１９０７年（明40）　法律第11号「癩予防ニ関スル件」制定。浮浪患者の収容開始。

１９０９年（明42）　公立療養所の設立（青森、東京、大阪、香川、熊本）。

１９３１年（昭６）　「癩予防ニ関スル件」大改正。「癩予防法」制定。強制隔離の徹底化。

１９４３年（昭18）　アメリカで特効薬プロミン発見。ハンセン病は治る時代へ。

１９５３年（昭28）　「らい予防法」改正。全患協「らい予防法闘争」。

１９９６年（平８）　「らい予防法廃止に関スル法律」成立。４月より施行。

２００１年（平13）　「らい予防法」違憲国家賠償請求訴訟原告全面勝訴。

２００５年（平17）　「ハンセン病問題に関する検証会議」設置。「国家が未曾有の国家的人権侵害」と最終総括。

２００８年（平20）　「ハンセン病問題の解決の促進に関する法律」成立。

２００９年（平21）　6月22日を「らい予防法による被害者の名誉回復及び追悼の日」と定める。

２０１９年（令１）　ハンセン病家族訴訟で原告勝訴。国にハンセン病家族へ賠償を命ず。11月15日「ハンセン病家族補償法」成立。

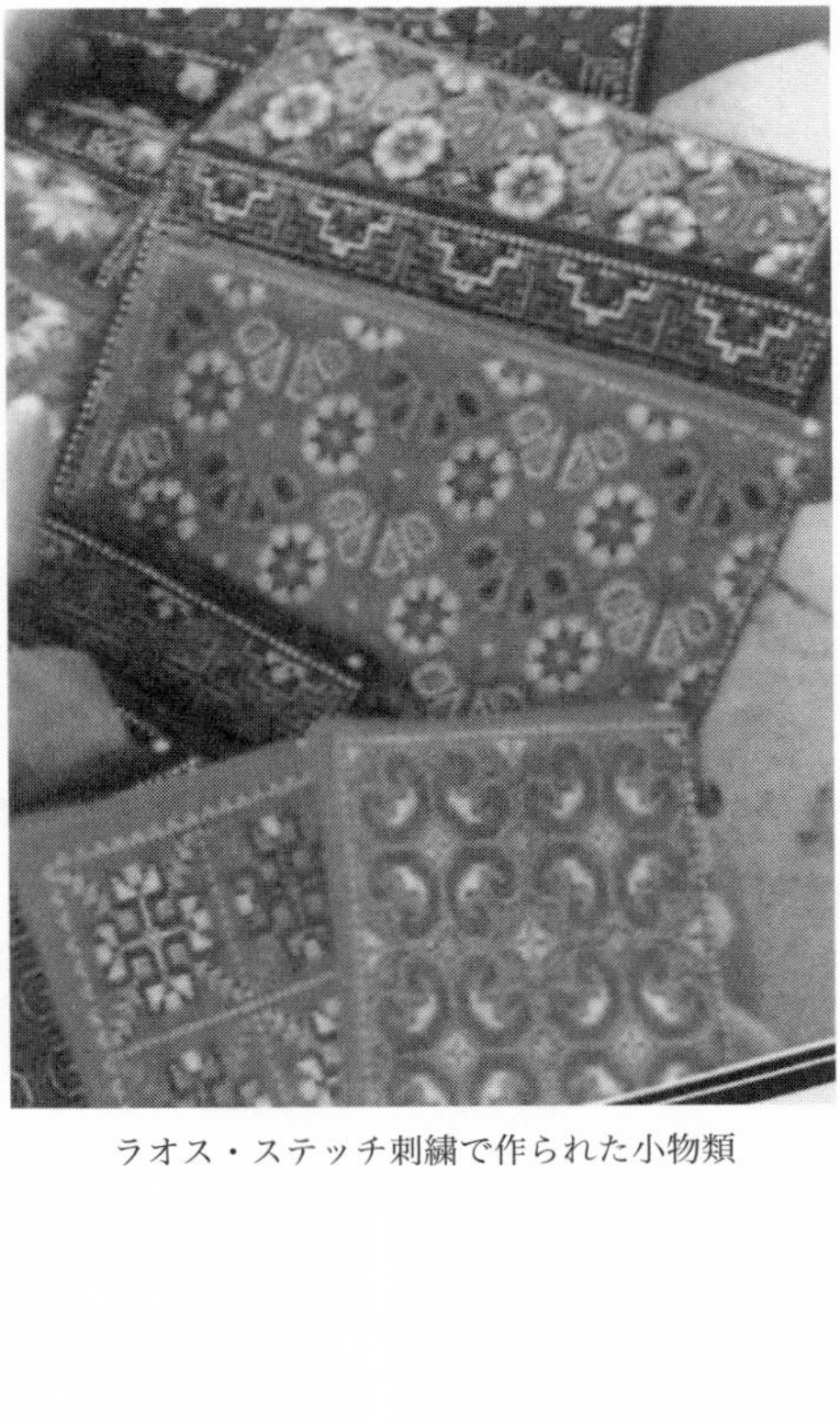

ラオス・ステッチ刺繍で作られた小物類

阿部春代（あべ・はるよ）
1954年　青森県に生まれる。
1976年　盛岡赤十字高等看護学院を卒業し、八戸赤十字病院へ勤務。
1978年７月～1981年１月
好善社派遣看護婦として国立療養所宮古南静園で活動。
1981年２月～1990年６月
国立療養所邑久光明園に勤務。
1981年８月～現在
公益社団法人好善社社員（2012年より理事）。
1990年７月　バンコクでタイ語会話学校に通学。
1991年７月～2019年９月
公益社団法人好善社派遣看護師として、タイ東北部の国立ノンソムブーン
療養所（現コンケン県立シリントン病院）でハンセン病による後遺症対策、セルフケア・クリニックを担当。
2007年３月　大山健康財団「大山健康財団賞」受賞。
2011年３月　読売新聞社「第39回医療功労賞」受賞。
11月　公益財団法人社会貢献支援財団「平成23年度社会貢献者表彰」受賞。
2019年10月～現在
タイ国で、好善社のチャンタミット社（ハンセン病に関わるタイ国NGO）支援事業の連絡・調整と、チャンタミット社の活動に協力。

現住所　タイ国チェンマイ県ハンドン郡。

手足《てあし》を洗《あら》う
――ハンセン病回復者と看護師

二〇二三年八月二九日発行
著　者　阿部春代
発行者　涸沢純平
発行所　株式会社編集工房ノア
〒五三一―〇〇七一
大阪市北区中津三―一七―五
電話〇六（六三七三）三六四一
FAX〇六（六三七三）三六四二
振替〇〇九四〇―七―三〇六四五七
組版　株式会社四国写研
印刷製本　亜細亜印刷株式会社

ISBN978-4-89271-375-0

表示は本体価格

覚えて祈る　長尾　文雄

長島と私の六〇年　私は20歳の時、学生ボランティアとしてハンセン病療養所の島へ渡った。邑久《おく》光明園、長島愛生園の人々との年月の記録。　一八〇〇円

かかわらなければ路傍の人　川﨑　正明

塔和子の詩の世界　ハンセン病隔離の島で一生を終えた詩人の命の根源を求める詩の成りたちを、身近にかかわった著者が伝える人間讃歌。　二〇〇〇円

人生の並木道　川﨑　正明

ハンセン病療養所の手紙　隔離されて生きる、忍耐と勇気の人生に、キリスト教牧師として向き合う。長年の交流と、わが並木道を刻む。　二〇〇〇円

希望よあなたに　塔　和子詩選集

ハンセン病という過酷な人生の中から生まれた詩は、人間の本質を深く見つめ、表現されたものばかりで、心が震えました(吉永小百合氏評)。文庫判　九〇〇円

記憶の川で　塔　和子詩集

第15詩集　**第29回高見順賞**　半世紀を超える私の療養所暮らしの中で、たった一つの喜びは、詩をつくることでした。私だけの記憶。　一七〇〇円

私の明日が　塔　和子詩集

第16詩集　多くを背負わなかったら私はなかった。背負ったものの重たさがいまを息づく私のいのち。最も深い思いをひめて、蕾はふくらむ。　一七〇〇円

希望の火を　塔　和子詩集

第17詩集　ながくつらい夜にいたから、苦悩のくさりにつながれていたから、とき放たれたこころの輝くような楽しさを知った。辛酸を超え。一七〇〇円

大地　塔　和子詩集

第18詩集　私の足跡は大地が受けとめてくれる。私の涙は風や陽がぬぐってくれる。私はどのように生きても、一条の光を見つめて止まない。一七〇〇円

塔和子全詩集　第一巻　八二七頁

収録詩集『はだか木』『分身』『エバの裔』『第一日の孤独』『聖なるものは木』『いちま人形』、別刷栞文・大岡信。A5判・上製函入。八〇〇〇円

塔和子全詩集　第二巻　六四一頁

収録詩集『いのちの宴』『愛の詩集』『未知なる知者よ』『不明の花』『時間の外から』『日常』『愛の詩』、栞・片岡文雄。八〇〇〇円

塔和子全詩集　第三巻　一〇二〇頁

収録詩集『見えてくる』『記憶の川で』『私の明日が』『希望の火を』『今日という木を』、未刊詩一一六篇、随筆三十篇。栞・増田れい子。八〇〇〇円

島の四季　志樹逸馬詩集

とぼしい時代の愛生園に生きた。…今日の日本の都会の対極にある。だが、私たちのいるところを照らす鏡となっている（鶴見俊輔氏）。一二〇〇円

食べること生きること　奥田　和子

世界の宗教が語る食のはなし　飽食の時代の食の混乱。食はこれでいいのか。食の原風景をたどり、食を問いなおす。七つの宗教から学ぶ。　二〇〇〇円

ひとりひとりの子ども　川端　利彦

精神科にくる子どもの数は年々増えるばかりだが、専門家まかせにするのではなく、子どもとのかかわり方、環境を見つめなおそう。　一五〇〇円

新おもちゃによる療育レッスン　辻井　正

発達障がい児のおもちゃあそびと保育実践　「言葉おくれ」「運動のおくれ」「知的なおくれ」など、保育現場での具体的な対応の新レッスン。二八〇〇円

われら何を掴むか　牧口一二編著

障害のプラス面による人生を集めて一冊の本にしたいという朝日新聞「声」欄の呼びかけに寄せられた三十四のドラマ。人生の発見と輝き。　一二〇〇円

縁を育む　髙月　波子　内田　郁子

養子縁組親子の道のり　縁あって里親、養子縁組の親子となる。歳月をのり超え、喜びを分かち合う絆。担当者の、10の実例、50年のレポート。一八〇〇円

穣治君への手紙　高橋　夏男

くるま椅子の詩人の青春　独自の感性で詩の地平をひらき、三十一歳で逝ったいのちのかたち。母と子の至純な魂。支えた家族と仲間たち。　二〇〇〇円